中西医防治头痛

主 编

李承晏　罗照春

副主编

徐亚林　李睿婷　李　涛

编著者

王丽倩　刘兰兰　刘书平　刘　璐

何骏驹　杨　靖　胡社静　郭方亮

郭树晨　彭　勃

金盾出版社

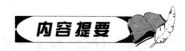

内容提要

本书系统介绍了引起头痛的各种病因及与头痛相关的各类疾病,各种头痛的特点和危害,以及中西医对头痛的认识和防治。其内容丰富,文字简练,通俗易懂,适合广大群众阅读,也可供医护人员参考。

图书在版编目(CIP)数据

中西医防治头痛/李承晏,罗照春主编.—北京:金盾出版社,2016.6

ISBN 978-7-5186-0790-7

Ⅰ.①中… Ⅱ.①李…②罗… Ⅲ.①头痛—中西医结合—防治 Ⅳ.①R741.041

中国版本图书馆 CIP 数据核字(2016)第 032169 号

金盾出版社出版、总发行

北京太平路5号(地铁万寿路站往南)
邮政编码:100036 电话:68214039 83219215
传真:68276683 网址:www.jdcbs.cn
封面印刷:北京印刷一厂
正文印刷:北京万博诚印刷有限公司
装订:北京万博诚印刷有限公司
各地新华书店经销

开本:850×1168 1/32 印张:5.75 字数:118 千字
2016 年 6 月第 1 版第 1 次印刷
印数:1~3 000 册 定价:17.00 元
(凡购买金盾出版社的图书,如有缺页、
倒页、脱页者,本社发行部负责调换)

前言

　　在我们的日常生活中很难找到没有头痛过的人,头痛作为一种司空见惯的症状困扰着很多人。古往今来,头痛的防治一直是医学界的一个重要课题。据史料记载,擅长诊治疑难杂症的华佗曾用针灸疗法给曹操治头痛,能达到针拔痛止的效果,但却不能彻底治愈。在科学技术和医疗水平飞速发展的今天,头痛仍是人类难以摆脱的顽固病症。据世界卫生组织(WHO)的流行病学调查,近年来普通人群患头痛的比例为50%左右,患者中有终身头痛史的达90%以上。据我国原发性头痛流行病学调查公布的数据,18～65岁人口中,原发性头痛发病率约为23.8%,其中最常见的紧张性头痛为10.8%,偏头痛为9.3%。据WHO"全球头痛战略"项目总负责人Steiner介绍,尽管头痛严重影响着人们的生活与健康,但并没有引起大众及卫生保健部门的全面认识,对医生的培训亦很有限,因此临床诊治水平不容乐观,多数为误诊。头痛是一项严重的公共卫生问题,更是需要深入研究解决的大众健康之重要课题。

　　为此,我们编写了《中西医防治头痛》一书,紧密结合临床实际和大众需求，运用与头痛相关的基础理论知识及国内外最新医学科研成果，详细阐释了人们迫切需要解答的与头痛相关的问题，以及医务人员在临床上经常遇到的难题。本书系统介绍了与头痛症状密切相关的各类疾病及引起头痛的其他因素，各种头痛的临床表现和特点、发病情况及对健康的危害，头痛的检查和诊断，以及中西医防治方法。在本书编写过程中，我们在文字处理上力求简明扼要、通俗易懂，使广大读者易于理解和掌握，提高对头痛的认识和防治能力，从而远离头痛，促进健康。

　　本书针对的读者对象广泛，无论男女老少均可阅读获益，不仅是大众防治头痛的医学科普书，也可供基层医务工作者阅读参考。由于作者的学识水平和经验有限，书中难免有遗漏和不足之处，恳请读者批评指正。

罗照春

目 录

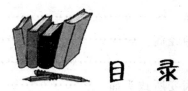

第一章　头痛的一般医学知识

第二章　对各类头痛的认识与防治

第三章　头痛相关疾病

第四章　中医防治头痛

第一章 头痛的一般医学知识

一、头痛的常识

(一)什么是疼痛

疼痛是临床上很常见的一种症状,是一种主观上令人不愉快的感觉和情绪上的感受。皮肤等疼痛敏感器官有疼痛感受器,疼痛感受器在遇到伤害性刺激或炎症等细胞因子的作用下会产生神经递质(一种信号分子),如足趾靠着滚烫的火炉时,就会激活疼痛感受器释放神经递质,通过周围神经系统上传到大脑,大脑将这些信号转换为疼痛感受。

疼痛感受是一种保护性机制,它提醒我们要避免这种刺激。国际疼痛研究会认为,疼痛是"与明确或潜在的组织损伤有关的不适感觉和情感经历"。疼痛首先是一种原始感受,具有保护机体免受伤害的作用。其次,由于疼痛与明确的或潜在的组织损伤有关,因此能及时反映疾病,也能诊断疾病,成为疾病的报警信号。第三,疼痛不仅有躯体上的不适,且伴随着情感和心理上的变化,构成复杂的心理活动,这就会产生治疗上的个体差异。

疼痛是许多疾病的常见或主要症状,如脑肿瘤的头痛、冠心病发作时的胸痛、胆石症发作时的腹痛等。但是,有些疼痛本身就是一种疾病,如带状疱疹的神经痛、三叉神经痛等。疼痛可以是局部的也可以是全身性疾病的症状。临床上把具有以疼痛为主要症状的疾病总称为"疼痛性疾病"。

(二)人为什么会出现头痛

1. 头痛症状的发病机制　头颅的疼痛感受器受到某种物理或化学的致痛因素的刺激,产生异常神经冲动,经痛觉传导通路传递到大脑皮质,经大脑进行分析、整合后产生痛觉。但精神疾病引起的头痛没有致痛因素的刺激,头痛只是患者自身的主观体验。

头颅各种组织因含痛觉感受器的多少和性质不同,可分为对疼痛敏感与不敏感两类。颅外各层结构,包括头皮、皮下组织、肌肉、帽状腱膜、骨膜,以及头颅外的血管、肌肉和神经均对疼痛较为敏感,特别是颅外动脉、肌肉和神经末梢最为敏感,是造成头痛的主要结构。颅内各结构中对疼痛敏感的主要是血管和脑神经,而颅骨、脑实质、大部分硬脑膜、软脑膜、蛛网膜、室管膜和脉络丛对疼痛均不敏感。

头颈部的肌肉在持续收缩和血流受阻的情况下,会引起乳酸等各种代谢产物的堆积,释放出"致痛物质"而产生头痛。常引起头痛的肌肉有颞肌、颈部深层的头半棘肌、头最长肌、颈最长肌、颈髂肋肌、头上斜肌、头后大直肌、头后小直肌和头下斜肌。颈部中层的头夹肌和颈夹肌,浅层的斜方肌、肩胛提肌和菱形肌等也会引起头痛。

分布在头面部的神经末梢对疼痛也十分敏锐,受到刺激后可产生闪电样、放射性疼痛。神经末梢受刺激后会引起头面部肌肉的持续收缩，使头痛程度和频率增加。引起头痛的神经有滑车神经和三叉神经第一支的末梢支眶上神经，三叉神经第三支的耳颞神经，以及来自颈丛的枕大神经、枕小神经和耳大神经。

进入颅内的动脉中，硬脑膜动脉对痛觉较敏感，硬脑膜中动脉最为敏感。此外，颈内动脉、大脑前动脉起始部、大脑中动脉起始部、椎-基底动脉主干都有痛感，而其他进入颅内的动脉对痛觉不敏感。进入颅内的静脉除静脉连接处有痛感外，其他无痛感。脑神经如三叉神经、面神经、舌咽神经、迷走神经在颅内的根丝受到刺激和牵扯时会出现痛感。

2. 引起头痛的原因　头痛通常是指头颅上半部，包括眉弓、耳轮上缘和枕外隆突连线以上的局部性疼痛。导致头痛的原因很多。

（1）肌肉收缩引起的头痛：面部和颈部肌肉紧张、收缩，使疼痛敏感结构受到刺激引起头痛。例如，缝纫工、打字员、教师等职业的人，经常用一种固定姿势工作，容易使头颈部肌肉紧张、收缩，往往会导致颈性头痛。

（2）对疼痛敏感结构的牵拉引起的头痛：当头部摇动或晃动时，使疼痛敏感的组织结构受到牵拉就会产生头痛。这是一种机械性的头痛，如进行高速俯冲或横向旋转的游戏会诱发头痛。

（3）炎症引起的头痛：中耳炎、副鼻窦炎是这类头痛的常见原因。此外，脑膜炎、脑寄生虫等疾病也是此类头痛的原因。

（4）疼痛敏感部位受到直接压迫引起的头痛：如肿瘤、

脓肿、血肿等颅内病变,可直接压迫颅内结构造成头痛。

(5)动脉管径变化引起的头痛:动脉的痉挛收缩或舒张扩大都会使人发生头痛。

(6)不良生活习惯和情绪引起的头痛:除器质性疾病的原因外,不良生活习惯、不良情绪等因素也会引起头痛。例如,没有养成规律的作息时间,睡眠不足会导致大脑中血清素水平降低,不同程度的睡眠缺失会导致不同程度的头痛,持续时间从 1 小时到一整天不等。这不是疾病,只要保证每天有 6~9 小时的正常睡眠时间,这样的头痛便会消失。

生活中遇到不顺心的事情会产生负面情绪,导致全身不适,也会出现头痛。如这些不良情绪最后引起抑郁、焦虑等,头痛会成为患者的主要症状,称为躯体化障碍。调查显示,84%的抑郁症患者会伴有头痛症状。

(三)头痛的性质

头痛是患者对致痛因素的客观反应,根据头痛的性质可分为以下几种。

1. 胀痛 多呈持续性全头痛,常见于神经症引起的头痛、普通型偏头痛、脑积水、高血压等。

2. 钝痛 多呈持续性,多由慢性疾病引起,不敏感的致痛组织所致。

3. 搏动样痛(跳痛) 此为血管源性头痛的特征,常见于各型偏头痛,以及感染、中毒、头部器官疾病引起的头痛等。

4. 紧压痛 头痛伴有紧束感、压迫感,常见于紧张性头痛、颈性头痛等。

5. 针刺样痛 多见于偏头痛、脑神经痛等。

6. 烧灼样痛 疼痛伴有烧灼感，常见于三叉神经痛、偏头痛等。

7. 牵扯样痛 头痛伴有周围组织牵拉感，常见于紧张性头痛、颅内占位性病变等。

8. 刀割样痛 多呈持续性疼痛、阵发性加剧，常见于蛛网膜下隙出血、脑膜炎等。

9. 电击样痛 多见于脑神经痛，如三叉神经痛、舌咽神经痛、枕大神经痛等。

10. 捶打样痛 多见于高血压、月经期头痛等。

详细准确地描述头痛性质，有助于头痛的诊断。

(四)如何正确认识头痛

头痛是一种临床症状，几乎所有的人都经历过头痛，但部位、程度各有不同，引起头痛的原因也不相同。头痛的严重程度与疾病的严重程度之间并没有必然的因果关系，主要取决于引起头痛的原因和疾病发展的快慢等。

一般情况下，我们应该把头痛看成是某种疾病的信号或警示，应尽快找出头痛的真正原因。大多数头痛是原发性头痛，这类头痛不会引起生命危险，但少数头痛会引起生命危险，在各种原因所致的头痛患者中将这部分患者找出来，尽早明确病因，进行对症治疗，才是临床上对待本症的关键所在。

(五)头痛会带来哪些身心危害

1. 头痛会抢占人的注意资源 当个体经受头痛刺激

时,其注意力的选择性和持续性都会受到一定程度的影响。头痛对注意力选择性的影响,主要表现在头痛使个体更加偏向注意与头痛有关的刺激。实验室研究和临床观察都发现,疼痛会对个体的持续性注意产生干扰。动物实验证实,疼痛对持续性注意具有消极作用,疼痛会抢占注意资源,干扰其他注意任务。头痛会导致患者出现注意分散现象,而且由于记忆是受控制的注意过程,因为注意分散,所以记忆也会出现损害,严重影响人的生活和工作。

2. 头痛会使人产生消极情绪 疼痛不可避免地会引起个体的情绪反应。大量的消极情绪与疼痛相伴而生。其中,抑郁和焦虑最具代表性。临床上,头痛常与焦虑同时出现。焦虑是一种包含心理和生理成分的情绪状态,是对压力情境的普遍反应。当个体的身体功能和生活质量严重受损时就有可能诱发焦虑,焦虑也可能是导致疼痛的重要因素。

焦虑者倾向于担心其身体状况,对压力反应过度且较难从压力事件中恢复。因此,伴有焦虑的头痛患者会对疼痛更加敏感,从而导致其疼痛水平上升,而疼痛感的增强会加重焦虑。这样,疼痛与焦虑就会形成一个恶性循环。疼痛与焦虑可能是互为因果、相互促进的关系。当人久患头痛,性格会发生改变,往往性情会变得暴躁。甚至有些头痛久治不愈,导致患者心理脆弱,丧失生活下去的信心。

3. 头痛会威胁人的健康与生命 头痛本身也会对患者的身体造成影响,中、重度疼痛会让患者难以坚持工作,难以入睡。如果是由器质性疾病,特别是颅内疾病引起的头痛,若得不到及时诊断和治疗,有可能导致患者残疾,甚至危及生命。

（六）头痛时是否应该去医院检查

头痛是临床最常见的症状之一，很多人不太在意，总以为吃片镇痛药、休息一下就会好。其实，许多突然出现的头痛往往是严重疾病的先兆或初始症状。一般来讲，如果头痛出现以下情况就需要尽早到医院检查：①既往没有头痛病史，这次突然发生头痛。②既往有头痛病史，但这次的头痛在疼痛的程度、频率、伴随症状上与以往的头痛明显不同。③在头痛前或头痛时伴有发热等全身症状。

总的来讲，所有继发性头痛或原发性头痛症状重时，都会有潜在的各种疾病风险，应及时到医院找专科（神经内科或外科）医生检查，排除可能发生的危险因素。例如，出现突发性剧烈头痛，伴有高热、寒战、频繁喷射样呕吐、脖子发硬、精神恍惚或是昏迷不醒、身上呈现出血点（斑），要考虑到是否有颅内感染的可能。中老年高血压或动脉硬化患者突然出现头痛伴头晕，嘴歪眼斜，说话不清楚，胳膊、腿活动不灵活，出现意识障碍，要考虑到是否有脑出血的可能。在头部外伤后出现头痛，伴一过性的意识丧失，清醒后不久再度发生剧烈头痛，伴呕吐、烦躁不安，接着神志逐渐不清，预示着颅内有严重损害，应立即到医院就诊。伴有一侧眼痛的头痛，同时可有恶心、呕吐，痛侧的眼球发红、瞳孔散大、视力下降，有可能是患了青光眼，不及时救治可能会有严重后果。青壮年骤然发生剧烈头痛，伴喷射性呕吐、轻度意识障碍时，应考虑到是否有蛛网膜下隙出血的可能，此病十分凶险且死亡率较高。头痛伴流大量脓鼻涕，一天当中可能会有早晨重或是下午重的变化,有时可能还有低热、乏力等全身表现,应当心是否患有鼻窦炎。

凡出现原因不明的进行性加剧的头痛,伴呕吐、视物模糊、复视,应考虑到是否有颅内占位性病变(脑肿瘤)的可能。脑肿瘤中有 20%~40% 的初发症状就是头痛,90% 的脑肿瘤在病程中有过头痛。但是脑肿瘤引起的头痛在全部头痛患者中只占少数。脑瘤性头痛早期常呈发作性,且以晨起为重,到后期多为持续性,呈钝痛,常伴有呕吐,而且是喷射性的呕吐。头痛加剧时,可使患者坐卧不安。在打喷嚏、排便时头痛加剧,而且很少有缓解的时候。

总之,头痛原因多样,病情复杂,若出现以上症状,应考虑是否有较严重的疾患,应及早到医院检查,并及时做头颅电子计算机断层扫描(CT)或磁共振成像(MRI)检查,以便作出明确诊断。

(七)哪些头痛需要及时就医

1. 头痛伴发热　多为感染性疾病,如脑膜炎、肺炎、扁桃体炎。

2. 头痛伴剧烈呕吐　常为颅内压增高所致。

3. 头痛伴剧烈眩晕　多见于小脑病变,如小脑出血、肿瘤等。

4. 头痛伴精神症状　应警惕额叶肿瘤。

5. 头痛骤然加剧伴神志逐渐不清　提示可能发生脑疝。

6. 头痛伴视力障碍　多见于青光眼和脑肿瘤。

7. 头痛伴复视(多由于展神经麻痹)、呕吐及发热　提

示有结核性脑膜炎的可能。

8. 头痛伴血压高　多为高血压、肾病、嗜铬细胞瘤。

9. 头痛伴颈部强直　多为脑炎、脑膜炎、蛛网膜下隙出血、颈枕部疾病。

10. 头痛伴面或肢体瘫痪　多为脑出血、脑血栓、脑栓塞或脑肿瘤。

从以上这些头痛情况中可以看出，凡由器质性疾病引起的头痛，特别是可能造成患者残疾，甚至危及生命的疾病，都应该及时就医。

二、头痛的病理生理基础

（一）头痛是怎样产生的

头痛的发生过程与机体其他部位的疼痛一样，多数是由于致痛因子（物理性或化学性）作用于头部疼痛敏感组织内的感受器，经痛觉传导通路至中枢神经系统进行分析、整合，从而产生痛觉。

1. 血管改变引起的头痛

（1）血管被牵拉、伸展和挤压：如急性脑膜炎、脑炎、中毒性脑病引起的急性脑水肿，可牵拉血管引起头痛。肿瘤、颅内血肿、瘢痕可直接牵拉、伸展和挤压血管而引起头痛。

（2）血管扩张所致的头痛：如颅内外急性感染时，病原体毒素可引起动脉扩张；一氧化碳（CO）和酒精中毒也可使动脉扩张；肺气肿、心功能不全引起颅内静脉系统淤血扩张；腰穿或腰麻后，由于脑脊液流出较多，颅内压降低致颅内静脉窦及静脉扩张而引起头痛。

(3)颅内小血管收缩所致的头痛：例如，蛛网膜下隙出血时，血小板破坏后释放 5-羟色胺，致使小血管收缩而引起头痛。

2. 神经受到刺激引起的头痛　含有痛觉纤维的神经，由于神经自身病变或毗邻组织病变导致激惹、挤压、扭曲、牵引而发生头痛，如枕神经炎、鼻咽癌侵犯三叉神经所引起的头痛，即是这样的典型病例。

3. 头颈部肌肉收缩引起的头痛　头颈部肌肉因神经因素、职业因素引起持久收缩，或颈部疾病反射引起颈肌收缩而引起头痛。眼、耳、鼻、口腔疾病引起的头痛，其机制为上述疾病直接刺激或压迫疼痛敏感结构引起头痛，或因病灶强烈刺激，通过中枢的扩散反射而引起头痛。

4. 功能性或精神性病变引起的头痛　主要是由于大脑神经调节功能紊乱和血管舒缩功能障碍引起，也可因患者大脑皮质功能的减弱，痛阈降低，合并精神因素致痛觉敏感而引起头痛，往往找不到明确的病因。

5. 内分泌改变引起的头痛　如月经期头痛、绝经期头痛均与内分泌改变密切相关。又如，偏头痛最常始于青春期，多在更年期逐渐减轻或消失，月经期发作频繁，约 60% 的生育期患者在妊娠时偏头痛发作停止，分娩后再发。

（二）头痛的神经传导

头痛的神经传导与躯体其他部位疼痛一样，从感觉神经末梢经脑干到大脑皮质的痛觉中枢。颅内痛觉经第 V、IX、X 对脑神经、颈 1～3 神经传导；颅外痛觉除上述神经外尚可经第Ⅶ对脑神经传导。来自颈 8 和胸1～3神经的交感神经入星状神经节后,一部分沿椎动脉入颅后窝,另一部分上行到颈上神经节后沿颈内、外动脉至颅内外,具有收缩血管作用可引起头痛;副交感神经可能来自中间神经和迷走神经,具有扩张血管作用也可引起头痛。这些神经终止于血管壁的位置有深有浅,终止于血管外膜者可能有感觉传导作用。

小脑幕上的组织由第Ⅴ对脑神经的一些分支(如棘神经、小脑幕神经、脑膜神经)传入痛觉至感觉中枢,所产生的头痛位于耳前的额、颞、顶区。小脑幕神经自三叉神经的第一支分出,向后分布于小脑幕上面和大脑镰。故这些部位病变引起的疼痛反映于同侧的眶周和额部。小脑幕下的组织由第Ⅸ、Ⅹ对脑神经和颈1～3神经传入感觉,所产生的疼痛位于耳后、枕、颈上部、耳和咽喉部。从胚胎发生学来看,头由胚胎的第 1、2 颈节,下颌由第 3 颈节形成。因此,上颈部的病变可产生任何部位的头痛。

由三叉神经传导的痛觉终止于三叉神经脊束核,从而把三叉神经通路与颈髓1～3后角联系起来,因此枕颈部病变可引起额部痛。反之,额部病变也可引起颈部痛。

当刺激大脑前、中、后动脉时,若刺激处离中线较远,则产生同侧眼、额、颞部疼痛;若刺激处近中线,则头痛为双侧性。其疼痛由三叉神经传导。后交通支动脉瘤可引起同侧额、眶周和眼深部痛,有时被误诊为三叉神经痛和偏头痛;有少数病例,前交通支动脉瘤可致额部痛,颅后窝动脉瘤致枕部痛。

椎动脉的颅底部分所致的疼痛由第Ⅲ、Ⅴ、Ⅶ、Ⅸ、Ⅹ对脑神经传导,但其确切的疼痛部位尚不太清楚。来自颅外的疼痛感觉一般是局限性的,若刺激强则可扩散。

(三)哪些疾病可引起头痛

1. 颅脑疾病

(1)感染:脑膜炎、脑炎、脑脓肿、脑寄生虫病、脑型疟疾等。

(2)血管病变:脑出血、蛛网膜下隙出血、脑血栓、脑栓塞、高血压脑病、脑供血不足、脑血管畸形等。

(3)肿瘤:脑肿瘤、脑内转移瘤等。

(4)血管性头痛:偏头痛等。

(5)外伤:脑震荡、脑挫裂伤、颅内血肿等。

(6)其他:头痛型癫痫、腰椎穿刺或麻醉后头痛(偶发)。

2. 颅外疾病　颅骨肿瘤、颅骨骨髓炎等;三叉神经痛、舌咽神经痛;紧张性头痛;眼、耳、鼻、口腔疾病,如青光眼、屈光不正、中耳炎、副鼻窦炎、鼻咽癌、牙髓炎等;颈椎病及其他颈部疾病。

3. 全身性疾病

(1)病原体感染:如流感、疟疾、鼠疫、伤寒等。

(2)心血管疾病:如高血压、慢性肺源性心脏病、充血性心力衰竭等。

(3)中毒:如酒精、药物、有机农药、一氧化碳等中毒。

(4)其他:如尿毒症、低血糖、肺性脑病、贫血、月经期头痛、更年期综合征、夏季头痛、中暑等。

4. 其他　神经症、神经衰弱、癔症等。

（四）是否头痛越严重疾病就越严重

头痛的严重程度与疾病的严重程度之间并没有必然的因果关系，而且头痛感觉的严重与否还取决于个人对疼痛的敏感程度。

"痛阈"（阈即界限，痛阈则是疼痛的界限）反映了人对疼痛所能感受到的最小刺激量。痛阈受年龄、性别、性格、生理状态、环境等多种因素的影响，所以每一个人的痛阈是不一样的。

一些导致严重头痛的疾病有时并不严重，如神经症所致头痛、紧张性头痛等。而一些头痛不重的疾病，如脑肿瘤的早期，却会导致患者残疾或者致命。病情是否严重的关键是引起头痛的原因，器质性疾病往往严重，而原发性头痛多不会造成严重后果。

总之，头痛症状的严重程度与疾病的严重程度往往并不是成正比或相一致的，在头痛发生时找出引起头痛的真正原因，判断头痛症状中隐藏的疾病是否严重，才是最关键和最重要的。

三、常见的头痛

（一）紧张性头痛

紧张性头痛是临床上最常见的头痛。这类头痛是由于肌肉收缩引起，尤其是在感冒期间，头面、颈部的肌肉收缩，头面部的感觉神经受到压迫刺激。这种头痛很普遍，都是由于忧虑或精神压力、情绪紧张、愤怒等引起。最简单的治疗方法是热水浴或用热水袋热敷,可以减轻头痛。头颈项肩部肌纤维组织炎常在气候变冷时出现或加重,疼痛如刀割样,严重时手臂不能上举。

(二)偏头痛

偏头痛是临床上仅次于紧张性头痛的第二个最常见的头痛,首次发病多在青年期,儿童期发病也不少见;女性多于男性,部分有家族史。

典型偏头痛可明确分为先兆期和头痛期。

1. 先兆期 发作前大脑功能失调所致,多于晨起时发作,可有精神不振、眩晕、耳鸣、恶心、肢体感觉运动异常、失语。以视觉障碍多见,表现有视野缺损、暗点、亮点幻视、异彩,甚至全盲等,持续数十分钟,然后迅速消失。

2. 头痛期 先兆症状后很快进入头痛期,多于一侧开始,然后扩展至全头部,每次可限于一侧或两侧交替。这类疼痛为剧烈搏动性跳痛,有的呈撕裂样或爆炸样剧痛,疼痛程度逐渐增强,达到高峰后持续数小时或 1～2 天,头痛常伴恶心、呕吐、心悸、畏光、畏声、精神委靡、面色苍白、眼结膜充血、鼻黏膜充血等。数小时后进入睡眠,次日完全恢复。隔一定时间再发作,发作频率不一致,可数日、数月或 1 年发作一次,间歇期多无症状。在普通型偏头痛中,此型最为常见。

部分患者无明显的先兆期,可以表现为短暂而轻微的视觉模糊,或完全不发生。头痛时程一般较长,有的是双侧头痛。头痛时常伴恶心、呕吐、精神疲乏、自主神经紊乱等,通常有家族史。

（三）丛集性头痛

丛集性头痛为一系列频繁的剧烈头痛，并无先兆，突然发作。位于一侧眼眶或额颞部，伴有同侧面部潮红、流泪、畏光、鼻塞、瞳孔改变等自主神经功能紊乱症状，而无呕吐。每日发作一至数次，每次 0.5～2 小时。往往很规律地定时复发。如此持续数周后自行缓解，隔数月至数年后再行发作。

本病多见于男性，无家族史，发作时血浆 5-羟色胺先改变，然后组胺升高。

（四）高血压性头痛

高血压性头痛的发生率因年龄差别而有所不同，青壮年高血压患者的头痛发生率高，而老年人相对较少；女性稍多于男性。

约 80% 的高血压患者在患病期间会出现不同程度的头痛。高血压性头痛多呈沉重感或间歇性钝痛，压迫感或为搏动性头痛，常呈持续性；剧烈的头痛较少见。高血压性头痛可表现为全头痛，或为偏侧性。头后枕部、前额部、眼窝部、颞部局限性头痛也很常见，但部位不恒定。青壮年高血压患者产生偏头痛者多，而老年患者多为全头痛。头痛多发生在清晨或午前，从事活动后逐渐减轻或消失。

清晨出现头痛是高血压性头痛的一个特征。这是因为睡眠时血压降低，醒后患者活动增加，血压急剧上升，会使颅内动脉扩张，痛觉感受器突然受刺激，产生头痛。

（五）原发性三叉神经痛

根据病因是否明确，三叉神经痛可分为原因不明的原发性（特发性）三叉神经痛和病因明确的继发性（症状性）三叉神经痛。

典型的原发性三叉神经痛起病急骤，呈阵发性的短暂剧烈疼痛，可有间歇期，也可无间歇期。间歇期长短不定，短者仅数秒至数分钟，有些可达数小时乃至数日；长者可达数年。有的患者正在与人谈话时突然终止，用手遮面，用力搵着脸，呈极度痛苦的表情。患者头在两手之间来回摇晃，此种情况可持续数秒、数十秒或数分钟，之后发作乃告终止。一般发作前没有任何前驱症状，疼痛一下子就能达到高峰。疼痛呈撕裂样、闪电样、切割样、针刺样。疼痛常被各种原因诱发，常见于咀嚼运动、刷牙、洗脸、谈话，有时简单的张嘴咀嚼或声、光刺激即可诱发。此外，打喷嚏、笑、舌头活动、转头、进食、饮水、面部吹风、皮肤的触摸都可诱发疼痛。

有些患者有能引起疼痛的"扳机点"，即疼痛诱发区。触碰到"扳机点"会引发三叉神经痛，患者在进食、谈话、洗脸等动作时应避免触碰到"扳机点"。除有面部剧痛之外，常伴有同侧面肌痉挛，有时呈阵挛，类似癫痫发作，这种发作称为痛性痉挛。发作终止后，有些患者的痛侧眼结膜充血、流泪、流鼻涕、颜面潮红、唾液分泌增加，即三叉神经、面神经和交感神经三联征，临床表现为疼痛、面肌痉挛性痛性搐搦、自主神经症候。病程较长而且发作频繁者，疼痛区会出现局部皮肤粗糙、眉毛脱落、角膜充血等局部营养障碍性改变。

(六)枕大神经痛

根据疼痛发作时的临床表现,枕大神经痛可分为两型,即发作型与持续型。

发作型枕大神经痛有疼痛间歇期,呈发作性。患者疼痛常呈撕裂样、闪电样剧痛,并有阵发性加剧。疼痛起于一侧后枕部,向头顶及颈部放射,可伴有烧灼感、颈部僵直感。

持续型枕大神经痛呈急性或亚急性,多为一侧,两侧少见,枕大神经分布区有明显压痛。

枕大神经痛多数与感冒有关,但症状性枕大神经痛的病因有颈椎病、高颈髓肿瘤、颅后窝肿瘤或炎症等。

(七)颅内占位性病变所致头痛

颅内占位性病变所致头痛,如颅内出血、颅内肿瘤等。病症初期主要是因病变邻近疼痛敏感结构被牵拉、移位或因感觉神经直接受压所致。在后期是由于颅内压逐渐增高,头痛呈持续性、渐进性加剧,严重时伴视力减退或失明。

20%~40%的脑肿瘤初发症状为头痛。其中,90%在病程中有头痛,脑肿瘤引起的头痛部位多与肿瘤所在部位无关,咳嗽、打喷嚏时头痛会加重。脑室内肿瘤,特别是第三脑室或第四脑室的肿瘤,头痛会随头部位置的变化而改变,头处于某一部位时疼痛明显,而处于其他部位时常没有头痛,这种肿瘤在脑室内可以活动,像活塞一样,阻塞脑脊髓液通路时出现头痛,未阻塞脑脊髓液通路时不出现头痛。

(八)颅内炎症性头痛

颅内感染或全身感染均可引发头痛。早期头痛多在头后部,然后转为全头痛,多为钝痛或搏动性头痛。身体活动时头痛加重,下午或夜间加重,清晨减轻。急性脑膜炎引起的头痛多是剧烈疼痛,呈持续性,为搏动性跳痛,伴畏光,头活动、直立位时头痛加重,卧位时减轻,多伴有颈部强直、发热、恶心、呕吐等症状,病情重时会出现瘫痪、意识障碍等。

慢性轻度脑膜炎头痛多不剧烈,呈间歇性,夜间加重,也有颈部强直、发热、恶心、呕吐等症状,但比急性脑膜炎轻。

(九)低颅压性头痛

颅内压降低可引发头痛,临床上颅内压低于 60 毫米水柱会产生头痛,主要是由于颅内压降低后,脑脊液的"液垫"作用减弱,脑组织下沉移位,使颅底的痛觉敏感结构和硬脑膜、动脉、静脉、神经等受牵拉所致。

腰穿时脑脊液放出 20 毫升以上会产生头痛。腰穿引起的头痛除颅内压降低的原因外,腰穿的针孔处形成的脑脊液漏也是原因之一。这是由于颅内压的波动引起的牵引性头痛。腰穿后头痛一般在腰椎穿刺后 2~3 小时出现,有些可以晚到穿刺后 2~3 天。其头痛多位于后枕部、颈部或额部,可伴有颈部僵直感;头痛与体位变化有明显关系,平卧时往往症状轻或消失,坐位或站立位时头痛加重,头痛多在体位变化后 15 分钟内出现。如发生这种与体位有明显关系的头痛时,要考虑是否有低颅压性头痛。

除腰穿后的低颅压性头痛外,外伤后脑脊液漏、脑室脉络丛分泌功能障碍也会引起低颅压性头痛，这些原因造成的低颅压性头痛除头痛与体位明显有关这一特征外，头痛多在前额或全头，呈胀痛、牵扯痛、钻痛或搏动性痛，可伴有恶心、呕吐，脑脊液漏引起的低颅压性头痛会有低热和脑膜刺激征。

（十）五官疾病引起的头痛

五官疾病引起的头痛可分为以下几种。

1. 眼源性头痛　青光眼性疼痛常位于眼眶和额部。屈光不正（近视、远视、老视眼）性头痛常在看书时间过长后出现。

2. 耳源性头痛　常出现在中耳、外耳受到感染，炎症刺激三叉神经、面神经等分支后，尤以耳带状疱疹时疼痛最为剧烈和痛苦，犹如钻刺样。慢性中耳炎性头痛多为一侧性，呈持续性钝痛或跳痛。

3. 鼻源性头痛　鼻炎和鼻窦炎所引起的头痛常位于额部。头痛多有规律，在鼻窦区有轻重不等的压痛感，源于鼻腔和鼻窦黏膜发炎充血、水肿，鼻腔通气不畅，鼻窦开口阻塞，窦腔内空气被完全吸收而形成真空性头痛所致。当鼻中隔高度偏曲时，偏曲的鼻中隔或嵴突压迫鼻甲刺激鼻睫神经，可引起剧烈的反射性头痛。在鼻内滴用麻黄碱类药液收缩血管，使鼻腔通气改善后，头痛可以暂时性缓解。

4. 咽源性头痛　最常见的是鼻咽癌，慢性扁桃体炎，急、慢性咽炎，腺样增殖体炎，茎突过长等刺激三叉神经所致。

5. 牙源性头痛　多为持续性搏动性疼痛，多位于病灶同侧。

(十一)"嗜瘾性"头痛

"嗜瘾性"头痛是由于体内的细胞已经习惯了某种成分的化学物质,如咖啡所含的咖啡因,或烟草中的尼古丁,假若几天或几小时没有这类化学因子的刺激就会引起头痛。当身体适应了缺乏这类化学因子之后,头痛就会消失。

(十二)精神与心理疾病引起的头痛

神经症、抑郁症、焦虑症常伴有头痛,头痛多不太剧烈,呈压迫性钝痛,可有灼痛、刺痛、麻木感,部位不固定,多位于头顶中部,性质多变。常伴有失眠、记忆力减退、注意力不集中等;患者的情绪和外界影响会加重或缓解头痛。

第二章　对各类头痛的认识与防治

一、偏头痛

偏头痛是一种常见的慢性、反复发作性血管神经性头痛，也是常见的原发性头痛。在我国，偏头痛的患病率约为732.1/10万，年发病率约为80/10万。患者主要表现为反复发作性一侧或双侧的中、重度搏动样头痛，持续4～72小时，发作时可伴恶心、呕吐、出汗、畏光、畏声等自主神经症状。少数典型病例发作前可有视觉、感觉和言语障碍等先兆，可有家族史。其发病率仅次于紧张性头痛，近年来由于社会生活节奏的加快、工作压力的增大，发病率呈逐年上升趋势。据最新流行病学调查显示，约有18％的女性及6％的男性患有偏头痛。偏头痛的反复发作和治疗不当，可严重影响正常工作、学习和生活，会给个人和社会带来沉重负担。

（一）病因及发病机制

偏头痛的病因及发病机制至今尚未完全被阐明，目前比较公认的有血管源性学说、皮质扩散性抑制学说、三叉神经血管学说，以及生化及遗传因素。

1. 血管源性学说 该学说认为,偏头痛的各种先兆症状是由于颅内血管收缩导致局部脑血流量不足(短暂性脑缺血)引起,机体自身调节导致颅外血管继发性扩张,激惹了痛觉敏感结构,就会发生搏动样头痛。该学说主要依据以下几点:①使用血管扩张药可明显缓解或终止先兆期症状。②颈动脉按压或使用血管收缩药可缓解头痛期症状。③偏头痛患者疼痛为搏动性,这与血管搏动相一致。

该学说在 20 世纪 80 年代以前一直占据着主导地位,但随着科技的发展,新型的影像学技术如脑血流成像、正电子发射断层扫描(PET)、单光子发射断层扫描(SPECT)及功能 MRI 等技术已证实,偏头痛发作时并非一定存在血管扩张,血管扩张也并非偏头痛发生的必要条件。

2. 皮质扩散性抑制学说 皮质扩散性抑制(CSD)是指各种有害刺激引起的、起源于大脑后部皮质(枕叶)的脑电活动抑制带,该抑制带以大约 3 毫米/分的速度向前缓慢扩展,并出现扩展区域血流量减少。皮质扩散性抑制在枕叶时可出现视觉先兆,如视物模糊、闪烁、暗点、亮线等,然后缓慢、有规律地向前扩展,到达感觉区时便出现感觉异常,继续向脑底面扩展则引起三叉神经支配区功能障碍而导致头痛。

皮质扩散性抑制学说能很好地解释偏头痛的先兆症状,也被越来越多的研究证实可能是偏头痛先兆发生的基础,也是启动偏头痛的发作基础,但其仍不能完全解释偏头痛的发生。

3. 三叉神经血管学说 该学说将神经、血管及递质三者相结合,统一用三叉神经血管系统来解释偏头痛。

三叉神经血管学说认为,三叉神经节及其纤维受刺激后可产生 P 物质及其他血管兴奋性神经肽,这些物质可使血管扩张而出现搏动样头痛,还可使血管通透性增加、血浆蛋白渗出、肥大细胞脱颗粒而产生无菌性炎症反应,刺激痛觉纤维传入中枢而引起头痛。该学说很好地解释了偏头痛的临床表现及某些药物的作用机制,近年来已被学术界广泛接受。

4. 生化及遗传因素　目前已证实,一氧化氮(NO)、镁离子(Mg^{2+})、多巴胺、Gi 蛋白这 4 种物质在偏头痛的发生中起着重要作用。

偏头痛具有典型的家族遗传表现,多巴胺受体基因变异也被证实是某些偏头痛发作的原因。

综上所述,由于各种原因所致内源性痛觉调节系统抑制功能缺陷,而在各种环境刺激下导致中枢系统脑电活动异常而引起的一系列病理生理反应可能导致了偏头痛的发生。

(二)危害

偏头痛是一种慢性神经系统疾病,发作时会严重影响人的生活、工作质量,特别是发作频率高时,给人带来的危害更大。

偏头痛与脑卒中的关系已引起广泛关注,并获得了一些相当重要的研究结果。国内有研究结果认为,有些偏头痛可能增加患者发生脑卒中的危险;有些脑卒中与偏头痛的发生可能无关系,表现为两者共存;有些患者的偏头痛在发作时酷似脑卒中,少数患者在头痛发作期间可能诱发脑卒中。此外,偏头痛也可能是脑卒中的一种临床表现,称之为症状性偏头痛。尽管两者的临床特征和疾病过程存在明显差异,但在神经功能缺损、脑血流改变和病因方面的确存在复杂的相互关系。

国内外不少研究认为,偏头痛有脑结构异常。迄今已有多项对偏头痛与脑卒中相互关系的大宗人群样本研究表明,偏头痛是脑卒中的一项独立危险因素;患偏头痛的患者缺血性卒中的风险比无偏头痛者高 2.04 倍,尤其是有先兆的偏头痛患者、女性偏头痛患者、45 岁以下的偏头痛患者、发作频繁的偏头痛患者比无偏头痛患者缺血性卒中的发生风险高 7 倍。有先兆的偏头痛女性患者中服避孕药和吸烟者,缺血性卒中风险比无偏头痛者高 9 倍。这种缺血性卒中多位于后循环,而且多为无症状性脑梗死。2014 年,美国卒中一级预防指南提出,偏头痛是缺血性卒中的一个可以控制的危险因素,推荐用减少偏头痛发作频率的方法来预防缺血性卒中。偏头痛诱发缺血性卒中的机制不清,目前的证据提示,皮质过度兴奋是偏头痛发生卒中的一个重要原因。

此外,偏头痛患者脑白质病的发生风险比无偏头痛者高,45 岁以下的女性偏头痛患者出血性卒中的风险也比无偏头痛者高。而且,偏头痛因容易伴发焦虑、抑郁等精神障碍,往往会发生自伤、自残甚至自杀等行为。

(三)危险因素

1. 年龄和性别 偏头痛可发病于各个年龄段,但以青少年多见,发病年龄常在 10～30 岁,随着年龄增长,患病率也逐渐升高,40~50岁达到高峰,其后患病率逐渐下降。

偏头痛好发于年轻的女性。儿童期男女患病率无明显差别,但到了成年,女性患病率则是男性的2~3倍。

2. 家族遗传　偏头痛与遗传密切相关。与普通人群相比,无先兆偏头痛患者,其一级亲属中患无先兆偏头痛的危险性增加了2倍,患先兆性偏头痛的危险性增加了1.4倍;而患先兆性偏头痛的患者,其一级亲属患先兆性偏头痛的危险性将会增加4倍。其中,先兆性偏头痛中的一个亚型——家族遗传性偏头痛(FHM)已被证实为常染色体显性遗传。偏头痛的家族资料研究提示,偏头痛具有明显的家族聚集性,50%~60%的患者有阳性家族史,其中以偏瘫型偏头痛、基底动脉尖型偏头痛的遗传特性最为明显。

3. 脑力劳动　多项研究表明,偏头痛与职业相关,脑力劳动者患偏头痛的危险性较体力劳动者大。这可能与脑力劳动者缺乏锻炼,且精神常处于紧张状态,生活不规律,睡眠易受影响,身体功能状况不佳有关。

4. 肥胖　肥胖的人与体质指数(BMI)正常的人相比,患偏头痛的风险更高。且有研究表明,偏头痛患者中,肥胖患者偏头痛的发作频率也比BMI正常的患者要高。

5. 睡眠质量　长期睡眠质量差、打鼾、睡眠呼吸暂停、睡眠时间短,以及有夜间工作史、睡眠过多等均可增加患偏头痛的风险。

6. 内分泌改变　如月经来潮、排卵、口服避孕药、激素替代治疗等,使内分泌发生变化,可增加患偏头痛的风险。

特别是与月经相关的偏头痛多为无先兆偏头痛,发作时间较长,多为2~5天,与月经持续时间相当。这可能与雌激素撤退有关。有研究表明，与其他任何时期相比，月经来潮前2天偏头痛的发生率会增加1.5倍，月经期头3天会增加2.5倍，而月经期发生重度偏头痛的可能性则会增加3.4倍。

7. 饮食习惯 饮食是偏头痛常见的诱发因素之一。摄入酒类、奶酪、巧克力、咖啡、浓茶，喜甜食及富含亚硝酸盐的熏制、腌制食物，喜用味精、天冬酰苯丙氨酸甲酯等的人，患偏头痛的概率可能更高。奶酪含有生物胺，巧克力含有可可碱、咖啡因和生物胺，咖啡和浓茶含有咖啡因和茶碱，酒类尤其是红酒含有黄烷类，这些物质可刺激中枢神经系统，扩张血管而产生头痛。另外，不规律的饮食习惯、长时间饥饿也可诱发头痛。

8. 社会心理因素 研究表明，思想压力大、精神紧张、情绪稳定性差、经常抑郁、焦虑不安、爱烦恼和处于应激释放（周末或假期）等的人，往往患偏头痛的概率较其他人高。

30%～90%的患者头痛发作与压力和情绪有关。其中，50%的患者头痛受焦虑和易怒情绪影响，44%的患者由于过度担心而导致头痛发作，27%的患者头痛与抑郁相关。

不良情绪可诱发或加重偏头痛，头痛又可导致不良情绪，如此形成恶性循环，可严重影响患者生活质量。

9. 药物 国外有研究表明，长期使用避孕药及硝酸甘油、西洛他唑、利血平、肼屈嗪、雷尼替丁等药物可增加患偏头痛的风险。

10. 气候和环境变化 气候和环境变化是诱发或加重偏头痛的重要因素，偏头痛在春夏季，尤其是在气压改变和湿热条件下多发。初到高海拔气候和环境中的人易发偏头痛。强光与闪烁等视觉刺激、噪声、特殊气味的工作环境等亦是偏头痛发生的危险因素。

国际头痛基金会(NTF)组织的调查显示,当天气或是气压改变时,有 3/4 的经常性头痛患者会出现头痛。在 2004 年的一项相关研究中,研究者将相信天气对头痛具有重要影响的患者的头痛日记与国际气象服务的气象数据进行了对比,得出的结论是:天气变化可能与头痛有一定的关系;而更多的患者则认为天气就是引起他们头痛的原因,甚至在他们感觉到天气变化之前,就注意到自己头痛的变化了。

还有研究认为,夏季易发偏头痛,可能是由于湿热条件下人的情绪容易波动、食欲减退,亦可由于引起自主神经功能紊乱而出现血管舒缩功能障碍。食欲下降可使血镁降低,而镁离子具有镇痛、改善脑血管痉挛、调节脑血管舒缩功能的作用,其降低的结果会导致偏头痛。

11. 其他因素 导致偏头痛还有其他很多因素,如头部受到外伤、频繁出差旅行、疲劳,以及寒冷和暑热、高过敏体质、白种人、低教育程度、低经济地位等,都有可能增加偏头痛的患病概率。

综上所述,根据国内外偏头痛的流行病学调查和研究显示,年轻人、女性患者、有偏头痛家族史者、脑力劳动者、肥胖者、长期睡眠质量差者、压力大者、情绪不稳者、喜甜食与熏(或腌)制食物者、长期使用避孕药及血管扩张药者等,均为偏头痛的危险人群。

深入了解和认识偏头痛及其发病原因,有助于偏头痛高危人群能够做到早期预防,尽可能减少偏头痛带来的危害。

(四)临床特点及诊断

1. 发病特点　反复发作性、搏动性,多呈单侧分布。中、重度疼痛,常伴恶心、呕吐,可有视觉、感觉和运动障碍等先兆。可有家族史,具有特定诱发因素。头痛部位会改变。

在一般人群中有一种误解,认为偏头痛就是半边头痛,即一侧头痛。事实上,偏头痛可以是一侧头痛,也可以是两侧同时头痛,而且头痛的部位可以改变。

2. 偏头痛发作的先兆　约10%的偏头痛患者头痛发作前会有先兆。先兆主要包括视觉、感觉、言语、运动障碍,以及其他中枢神经系统症状。

(1)视觉先兆:最为常见,典型表现为患者眼前先是一阵儿模糊,视野里出现一片闪光性暗点,如注视点附近出现"之"字形闪光,并逐渐向周边扩展,随后出现"锯齿形"暗点,在末尾遗留不同程度的绝对或相对暗点。有些患者可能仅有暗点,而无闪光;有的亦可出现少见的单眼盲或视野缺损。

(2)感觉先兆:表现为患者躯体感觉异常,自某处起始点的感觉为针刺感、蚁行感或烧灼感,并缓慢扩展至一侧肢体及头面部。

(3)言语先兆:表现为突发的短暂性可逆性失语。

(4)运动先兆:表现为头痛同侧或对侧肢体不同程度的运动障碍,尤以上肢明显。

(5)其他:包括构音障碍、眩晕、耳鸣、听力下降、复视、共济失调、意识水平下降等脑干先兆。但一般较少见。

以上这些先兆可单独出现，亦可逐渐发生，即从视觉开始，然后扩展到感觉，随后是失语，也可能是相反或是其他顺序。

3. 偏头痛发作的规律　偏头痛常在一定诱因下发作，且常为多重诱因。常见诱因包括天气变化，压力，抑郁，睡眠障碍，过劳，饮酒，进食奶酪、巧克力等食物。常于青春期初次发作，女性经前期与经期频发，更年期后逐渐减轻或消失。生育期妇女在妊娠期时发作停止，分娩后可再次复发。

4. 临床症状　不同类型的偏头痛，其临床症状不完全相同，但总的来说可分为前驱期、先兆期、头痛期和恢复期。不过，临床上有些患者只具有其中两个或三个。

（1）前驱期：头痛发作前可出现激惹、疲乏、活动少、食欲改变、反复哈欠及颈部发硬等不适症状，但往往不被注意，不仔细询问则常被忽略。

（2）先兆期：头痛发作前出现的可逆性局灶性脑功能异常，表现为视觉、感觉或语言障碍，包括视觉先兆、感觉先兆、言语先兆、运动先兆及其他先兆，以视觉先兆最常见。具体表现前已述。

先兆时间一般持续 10～20 分钟，多不超过 1 小时。有先兆的偏头痛旧称典型偏头痛，约占偏头痛的 10%，多数偏头痛没有先兆期。

（3）头痛期：约 60% 的头痛发作是以单侧为主，可左右交替发生，约 40% 为双侧头痛。头痛多位于颞部，也可位于前额、枕部或枕下部（图 1）。偏头痛的头痛多以搏动性痛为特点，疼痛程度为中至重度，会影响患者的生活和工作。

头痛常在行走、上楼梯、咳嗽或打喷嚏时加重,所以患者多喜卧床休息。光线、声音和敏感气味也会使头痛加重,患者常喜欢待在黑暗、安静的环境中。偏头痛发作时,常伴有食欲下降,约2/3的患者伴有恶心,重者呕吐。较少见的其他表现有头晕、眩晕、直立性低血压、易怒、言语表达困难、记忆力下降、注意力不集中等。

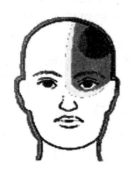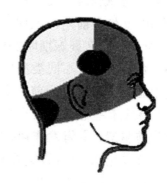

图1　偏头痛疼痛部位

如头痛发作持续72小时以上,就称为偏头痛的持续状态。这时患者会处于极度虚弱状态。有极少数偏头痛在发生一种或多种先兆症状后出现影像学证实的梗死灶,称为偏头痛性梗死。

儿童偏头痛发作的症状与成年人不同,可表现为反复发作的胃肠道功能紊乱、良性发作性眩晕、良性发作性斜颈。其中,反复发作性胃肠道功能紊乱表现为反复发作性呕吐和剧烈恶心,或反复发作性腹部中线附近的中、重度疼痛伴厌食、呕吐、面色苍白。儿童良性发作性眩晕表现为无诱因的反复发作性短暂性眩晕,常伴眼球震颤、共济失调、呕吐、面色苍白或恐惧。良性发作性斜颈表现为反复发作性头向一侧倾斜,伴或不伴轻度旋转,可伴面色苍白、易激惹、精神委靡不振、呕吐或共济失调,通常发病年龄在 1 岁以内。

(4)恢复期:头痛持续 4~72 小时后可自行缓解,但会遗留疲乏、筋疲力尽、易怒、不安、注意力不集中、头皮触痛、抑郁等其他不适,然后完全恢复正常,下次发作又出现类似的临床症状。发作的频率因人而异,如持续 3 个月或 3 个月以上,每月头痛发作 15 天或 15 天以上,就称为慢性偏头痛。

5. 偏头痛的类型与诊断　偏头痛的分类繁多,临床表现亦有所不同。根据最新的国际头痛疾病分类,即 2013 年国际头痛疾病分类第三版(试用版),可将偏头痛分为无先兆偏头痛、有先兆偏头痛、慢性偏头痛等几大类。有先兆偏头痛又根据先兆的表现,分为典型先兆偏头痛、脑干先兆偏头痛、偏瘫性偏头痛、视网膜偏头痛几类。

国内外医学界对偏头痛的诊断至今没有统一标准。因此,临床医生只能通过对患者的各种相关检查结果,根据偏头痛的不同类型、临床发病特点、症状表现等依据,经过综合分析研究,作出可能的偏头痛诊断。

6. 相关检查　偏头痛的诊断主要依据临床表现,如果能肯定偏头痛的诊断,不需要进行辅助检查,但诊断偏头痛一定要排除其他疾病引起的头痛,特别是继发性头痛,因为有些头痛如不能早期诊断会致命。排除其他原发性头痛可按紧张性头痛、丛集性头痛的诊断标准进行,但如果有下列情况者,需进行 CT、MRI 等检查。

（1）突发头痛：无论以前有无头痛病史，只要这次是突发性头痛，与原来头痛的症状不同，就提示这次头痛发作不是原来的头痛再发，而是其他原因，特别要注意排除蛛网膜下隙出血、动脉瘤或动静脉畸形破裂等引起的继发性头痛。

（2）年龄在 45 岁以上、既往无头痛病史：45 岁以上首次发作原发性头痛的可能性极小。45 岁以上发生的头痛多为继发性头痛，需要仔细排查原因。

（3）头部外伤后（4 个月内）：头外伤后立即行 CT 或 MRI 检查往往能发现颅骨骨折、脑挫裂伤等引起的头痛。然而，如果头外伤后马上进行的头颅 CT 或 MRI 检查没发现异常，但数周或数月后头痛无缓解或进行性加重，这时要考虑硬膜下积液或慢性硬膜下血肿可能，需要再次复查头颅 CT 或 MRI，因为这些患者外伤后马上进行的头颅 CT 或 MRI 检查可以正常。

（4）剧烈运动时发作的头痛：剧烈运动时发作的头痛多由剧烈运动引起，可能是颅内动脉瘤、动静脉畸形破裂或动脉夹层撕裂引起，或者是脑出血，这些都是急症，需要尽早到医院进行检查和治疗。

（5）其他：患者头痛伴精神症状或神经系统检查时发现有轻度偏瘫、一侧肢体感觉障碍或语言不清时，多提示颅内有病灶，这类患者一定要进行头颅 CT 或 MRI 等检查。

影像学检查的目的是了解头痛是否由颅内器质性病变引起，如脑出血、脑梗死、脑肿瘤、脑静脉窦血栓形成、硬膜外及硬膜下血肿、脑脓肿等。但是，头颅 CT 或 MRI 检查正常不一定表明无颅内器质性病变，有些颅内病变的头颅 CT 或 MRI 平扫不能发现病灶，需要增强扫描。还有一些疾病需要进行腰椎穿刺,做脑脊液的生化、细胞学、特殊细菌染色等检查。

头痛不一定都是颅内疾病所引起,眼、耳、鼻、咽喉、牙齿的病变也会引起头痛,全身性疾病如结缔组织病也会引起头痛,临床怀疑时也应进行相应的检查。

(五)治疗

偏头痛药物治疗分为急性期治疗和预防性用药。

1. 急性期治疗 偏头痛是一种慢性发作性头痛,治疗不可能立即缓解头痛或完全治愈头痛,在头痛发作期的治疗称为急性期治疗。其目的是要快速、持续缓解头痛,恢复正常功能,让患者能上学、上班和正常生活,而且尽可能少复发。治疗药物包括非特异性镇痛药和特异性镇痛药两类。头痛的程度轻或对患者生活、工作和学习影响程度小的头痛用非特异性镇痛药。头痛的程度重或对患者生活、工作和学习影响程度大的头痛用特异性镇痛药。

(1)非特异性药物:①非甾体类抗炎药,如对乙酰氨基酚、阿司匹林、布洛芬、萘普生等及其复方制剂。②巴比妥类镇静药,如地西泮等。③可待因、吗啡等阿片类镇痛药及曲马多等。

(2)特异性药物:①曲坦类药物,为 5-羟色胺 1B/1D 受体激动药,常用制剂有舒马曲坦、依米曲坦、利扎曲坦等。②麦角胺类药物。

2. 急性期药物治疗注意事项

(1)注意药物不良反应:非甾体类抗炎药有胃肠道不良反应,特别有胃肠道出血的风险;巴比妥类镇静药及阿片类药物具有成瘾性,可导致药物依赖性头痛;曲坦类、麦角胺类药物,禁用于未控制的高血压、冠心病、缺血性卒中、严重肝肾功能不全者。

(2)谨防药物成瘾性:偏头痛急性期所用的镇痛药都会导致药物依赖性头痛。因此,用药必须谨慎,否则发生药物依赖性头痛的可能性很大。应严格按以下要求服药:①每月单用一种非特异性镇痛药不宜超过 15 天。②联合用两种非特异性镇痛药不宜超过 10 天。③曲坦类药的使用不宜超过 9 天。④麦角胶类药的使用不宜超过 10 天。

3. 预防性用药

(1)预防偏头痛发作用药须有严格限制:预防偏头痛发作的药物包括抗癫痫药(丙戊酸、托吡酯),抗抑郁药(阿米替林、文拉法辛),β 受体阻滞药(普萘洛尔、美托洛尔)等。不是每位偏头痛患者都需要预防用药。只有那些头痛发作频繁(每月 2 次以上),每次发作持续时间长(48 小时以上),并且其头痛发作严重影响生活、工作或学业者;急性期用镇痛药不能完全缓解,或虽能缓解头痛但每个月要用药 8 天以上者,才需要用预防偏头痛发作的药物。

(2)要做好用药日记以监控药物滥用风险:因为偏头痛是一个慢性发作性疾病,预防治疗不可能很快起效,所以预防用药应从低剂量开始,缓慢增量,用药时间至少要 2～3 个月才能判断这种预防药物是否有效。用药时,最好用记日记或在日历上记载头痛发作的时间和严重程度来监督,这样可以清楚了解头痛发作频率是否减少及减少了多少,头痛的严重程度是否减轻,是否会有药物滥用的风险。

(3)药物的选择要注意个体化:在选择药物时,要考虑患者是否同时患有其他疾病,选用的预防药物是否会影响其他疾病的病情,是否与治疗其他疾病的药物有相互作用。例如,β受体阻滞药可导致心动过缓、低血压等,因此有哮喘、心动过缓、房室传导阻滞、心力衰竭的患者不能使用。

(4)病情减轻后应逐渐减少用药剂量:头痛频率和头痛程度明显减轻后,通常需要维持治疗 6～12 个月,然后逐渐减少预防用药的剂量。预防性治疗需要 6～12 个月的疗程,如头痛频率减少了一半,头痛程度明显减轻,可考虑减量或停药;如减量过程中头痛频率增加或头痛程度明显加重,需要再次增加预防药物的剂量或重新开始预防性治疗。

(六)预防

偏头痛是一种反复发作的疾病,而且随发作次数的增加,对患者的生活、工作和学习的影响会越来越大。预防发作是治疗偏头痛的最好办法,而最好的预防办法是非药物治疗,非药物治疗的关键是必须积极消除和避免偏头痛的诱发因素。

1. 坚持自我管理　控制好自身的饮食与生活习惯。饮食是偏头痛常见的诱发因素,特别是酒、奶酪、巧克力、咖啡、浓茶、口味重的熏制和腌制品、味精、甜食等,容易诱发偏头痛。应尽量避免食用这些食物,但对富含 B 族维生素和微量元素镁的食物应多食用。

饥饿也可诱发偏头痛,饮食无规律,常常饥一顿饱一顿,会增加偏头痛的发病率。另外,肥胖的人与体质指数正常的人相比,患偏头痛的风险更高。因此,必须养成有规律的饮食习惯,并保持机体营养平衡,防止肥胖症。

2. 注意劳逸结合　保持机体最佳状态,维持良好的身体功能水平是预防偏头痛的基础。因此,平时必须重视劳逸结合,科学安排作息时间,养成良好的睡眠习惯,保持工作和休息的平衡,保证每天有 7～9 小时的睡眠,不要熬夜玩电脑、打牌,远离精力、体力消耗大的夜生活,避免过度劳累。

同时,偏头痛患者要坚持运动锻炼,不断增强体质。尤其是脑力劳动者,要把运动锻炼纳入日常生活的必要内容,以起到放松大脑、调节思维紧张状态的作用。

偏头痛患者最好不要频繁出差旅行,以避免疲劳过度和环境变化导致病症复发。

3. 进行自我心理调节　保持愉快心情。愉悦、快乐是防治偏头痛的一剂良药。要在平日生活中多寻求放松自己、娱乐身心的各种方式方法,如唱歌、跳舞、旅游、听音乐,与亲朋好友讨论和回忆开心的往事,常把笑容挂在脸上,把忧愁、急躁、郁闷、焦虑不安、烦恼等不良心理状态消灭在萌发之初。

4. 尽量避免诱发偏头痛的气候和环境等不利因素　在天气寒冷、酷热、气压改变和夏秋季湿热条件下,设法营造舒适安静的环境。应关注和防御冷暖、湿热、干燥、暴风雷雨等气候变化对身心健康的影响,不受或少受诱发偏头痛的因素影响。应根据气候和环境变化,提前采取措施,冬季要加强头部保暖,避免寒风侵袭;夏秋季要避免烈日、高温;时常预防强光和闪烁等视觉刺激,远离噪声、特殊气味等。在特别恶劣的气候与环境下,要注意静养和休息。有偏头痛史的人最好不要进入气压低、空气稀薄的高寒地区。

5. 偏头痛女性需要注意的事项　要谨慎使用香水和各

种清洁剂,以防受其刺激而发病;对避孕药物的应用要小心其引发偏头痛;月经期应多喝水和注意调养身心等。

6. 写头痛日记是防治偏头痛的好办法　偏头痛患者要坚持写头痛日记,把饮食、睡眠、休息、工作、气候、环境和各种活动等情况简要记录下来,这样便于发现自己的偏头痛诱因,对头痛医治和以后的预防都大有用途。因为偏头痛是容易复发的病症,在一般情况下一个因素不会诱发,但几个因素相结合就容易诱发。如果患者能坚持写头痛日记,随时掌握和确定引起复发的原因,就可以有效预防和避免偏头痛的复发。

另外,目前有些医院开展了非药物性防治偏头痛的生物反馈疗法,并取得成效,有条件的患者可以去试试。

二、丛集性头痛

丛集性头痛,又称睫状神经痛、头部红斑性肢痛症、血管麻痹性偏侧头痛、慢性神经痛性偏侧头痛、组胺性头痛、Horton 头痛、Harris-Horton 病、蝶腭神经痛、翼管神经痛,是一种原发性头痛,多见于中年男性。其表现为一侧眼眶周围发作性剧烈疼痛,有反复密集发作的特点,伴有同侧眼结膜充血、流泪、瞳孔缩小、眼睑下垂,以及头面部出汗等自主神经症状。患者伴或不伴有不安或躁动,时间持续15～180 分钟,发作频率不一,从隔日 1 次到每日 8 次,常在每日固定时间发作,可持续数周至数月。

如果一侧眼眶、眶上和(或)颞部的严重或剧烈持续(15～180 分钟)性疼痛,而且伴有结膜充血和(或)流泪、鼻塞和(或)流涕、眼睑水肿、前额和面部出汗、前额和面部发红、耳朵胀满感、瞳孔缩小和(或)上睑下垂中的一项,而且能排除其他头痛,就应考虑丛集性头痛。

(一)发病特点

丛集性头痛的平均发病年龄较偏头痛晚,多为20~40岁。男性发病率是女性的3倍多,其原因目前尚不明确。丛集性头痛的急性发作涉及下丘脑后部灰质的兴奋。部分患者可有家族史,约5%的患者为常染色体显性遗传。

丛集性头痛常常突然发生,无先兆症状,几乎每日同一时间发作,常在晚上发作,使患者从睡眠中痛醒。疼痛大多数位于眶周、眶上、眼球后和(或)颞部及其任何组合处(图2),但可以扩展到其他区域,呈尖锐、爆炸样、非搏动性剧痛。头痛达到高峰时,患者常以手击头部,甚至以头撞墙,无法躺下,特征性地来回踱步,十分烦躁、痛苦与不安。

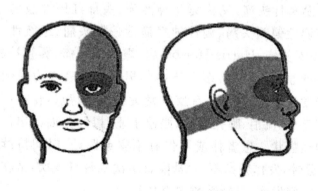

图 2　丛集性头痛疼痛部位

头痛持续 15 分钟至 3 小时不等。发作频度不一,从每日 8 次至隔日 1 次。疼痛时常伴有同侧颜面部自主神经功能症状,表现为结膜充血、流泪、流涕等副交感神经功能亢进症状,或瞳孔缩小和眼睑下垂等 Horner 征,较少伴有恶心、呕吐。头痛发作可连续数周至数月(常为 2 周至 3 个月)不等,在此期间患者头痛呈一次接一次地成串发作,故名丛集性头痛。在一个丛集发作期内,疼痛常位于同侧。

丛集发作期常在每年的春季和(或)秋季;在阵发丛集性头痛的丛集期和慢性丛集性头痛的任何时期,头痛是规律性发生的,并且可以被酒精、组胺类或硝酸甘油类药物诱发。丛集发作期后,可有数月或数年的间歇期,而在阵发性丛集性头痛的间歇期,酒精、组胺或硝酸甘油均不会引起头痛发作。

(二)伴发症状

丛集性头痛的患者往往伴有同侧结膜充血、流泪、眼睑水肿、鼻塞和(或)流涕;前额和面部出汗、发红,耳朵有胀满感,瞳孔缩小和(或)上睑下垂,患者有不安或激越表现。由于长期头痛,患者会出现情绪抑郁、性格改变等精神症状。

(三)丛集性头痛的类型

国际头痛协会根据丛集性头痛发作期和缓解期的长短,将其分为阵发性和慢性两大类。

1. 阵发性丛集性头痛 阵发性丛集性头痛整个发作期持续 1 周至 1 年不等,通常持续 2 周到 3 个月。在发作期,即丛集期,每天都会有头痛发作,而在发作 至少有长达 1 个月以上的缓解期。

阵发性丛集性头痛的诊断标准：①发作符合丛集性头痛的诊断标准并呈发作性（丛集期）。②至少有 2 次持续 1 周至 1 年（未经治疗）的丛集期，其中间隔 1 个月的无痛缓解期。

2. 慢性丛集性头痛　慢性丛集性头痛发作超过 1 年不缓解，或缓解期不会超过 1 个月，在发作期每天都会有头痛发作。在所有丛集性头痛的患者中，属于慢性丛集性头痛的比例为 10%～15%。

有些慢性丛集性头痛是从阵发性丛集性头痛慢慢发展而来的，旧称继发性慢性丛集性头痛；另一些慢性丛集性头痛患者则是在没有任何头痛史的情况下突然出现的，旧称原发性慢性丛集性头痛。部分患者可自慢性丛集性头痛转化为阵发性丛集性头痛。另外，一些患者可能会交替出现阵发性和慢性丛集性头痛，对于这类患者可以给予两个诊断。

慢性丛集性头痛的诊断标准：①发作符合丛集性头痛的诊断标准。②发作超过 1 年，无缓解或缓解期＜1 个月。

（四）相关检查

丛集性头痛患者需要做的检查项目有组胺试验、颅脑超声检查、颅脑 MRI 检查、神经系统检查等。

1. CI 或 MRI 检查　通过这两项检查，排除颅内外引起头痛的其他器质性疾病。

丛集性头痛发作，存在昼夜节律性和同侧颜面部的自主神经症状。据此推测，可能与日周期节律的控制中心和自主神经活动中枢——下丘脑的神经功能紊乱有关。功能MRI(fMRI)和正电子发射断层扫描(PET)研究证实,丛集发作期存在有下丘脑后部灰质的异常激活,且下丘脑后部灰质的深部脑刺激术可缓解难治性丛集性头痛。因此,丛集性头痛可能是下丘脑神经功能障碍引起的、三叉神经血管复合体参与的原发性神经血管性头痛。fMRI检查可显示发作期同侧下丘脑灰质激活,下丘脑灰质局部脑血流量(rCBF)显著升高。

2. 组胺试验 做组胺试验能诱发丛集性头痛的典型疼痛,可明确本病的诊断。

(五)治疗

丛集性头痛的治疗包括急性期治疗和预防性治疗。

1. 急性期治疗

(1)避免一切诱因:绝对禁酒;避免服用血管扩张药物,如硝酸甘油。

(2)吸氧疗法:吸氧为头痛发作时首选的治疗措施,给予吸入纯氧,流速7～10升/分,10～20分钟,可有效阻断头痛发作,约70%的患者有效。吸氧疗法无禁忌证,并且安全而无明显不良反应。

(3)5-羟色胺1B/1D受体激动药:舒马曲坦皮下注射或经喷鼻吸入;佐米曲坦经喷鼻吸入;麦角类制剂二氢麦角胺静脉注射。

以上药物均可迅速缓解头痛。但此类药对心脑血管疾病和高血压是禁忌证。

4%～10%利多卡因1毫升,经患侧鼻孔滴入,可使1/3

的患者头痛获得缓解,这可能是通过阻断蝶腭神经节而发挥药效。

2. 预防性治疗　丛集性头痛发作历时较短,但疼痛程度剧烈,因此预防性治疗对丛集性头痛尤为重要。阵发性、慢性丛集性头痛均要采取预防措施。药物预防必须在丛集期出现之初就进行,间歇期不应该给予药物预防。

(1)丛集期一线预防药物:包括钙通道阻滞药、锂制剂和糖皮质激素。

最常用的钙通道阻滞药为维拉帕米,240～320毫克/日,口服,可有效预防丛集性头痛发作,可在用药1～3周内发挥最大疗效。硝苯地平或尼莫地平的疗效不如维拉帕米。

锂制剂同样可预防丛集性头痛发作,起效较维拉帕米缓慢,且有效血药浓度与中毒血药浓度十分接近,所以用大剂量时应监测碳酸锂的血药浓度,仅适用于其他药物无效或有禁忌证者。锂制剂的主要不良反应为甲状腺功能亢进、震颤和肾功能损害等。

糖皮质激素常在最需要时给予,如在丛集期起始后,已出现典型头痛发作时或在丛集期的"顶峰"时给药,以后当头痛发作剧烈时可重复给药,给药原则为小剂量(最小有效剂量)、短疗程,如口服泼尼松40～60毫克/日,常可预防头痛的发作,第二周逐渐减量停药。

当采用一种药物疗效不满意时,可合并应用2种或3种药物,如碳酸锂与维拉帕米常合并应用。在丛集期起始时或"顶峰"时,可采用小剂量短期糖皮质激素以达到速控头痛发作之目的,同时合用维拉帕米或碳酸锂。

（2）其他用于丛集性头痛的预防药物：包括托吡酯、丙戊酸、苯噻啶、吲哚美辛和褪黑素等。

（3）丛集性头痛的药物预防应个体化：有的患者可能用某药物或合用某几种药物疗效较好，则在下一丛集期可采用同一药物或同一药物组合。

用药时应注意药物依赖或成瘾，剂量不能过大，时间不能过长。药物预防的目的是减少发作频度，或减轻发作时的头痛程度，或缩短头痛时间，不能要求根治，所以用小剂量或中等剂量为好，有时还需灵活调整药物。在丛集期终止后，预防药物还应继续给 1 周，勿骤停。

对药物治疗无效时，可考虑下丘脑刺激、三叉神经切断术、三叉神经根伽马刀放射治疗等非药物治疗。

（六）预防

丛集性头痛总的预防措施就是避免诱因诱使丛集性头痛复发。丛集性头痛患者应注意饮食诱发因素，应多食富含维生素 B_1 的谷类、豆类食物，以及新鲜水果、蔬菜等；要注意饮食的合理性，禁忌酒（包括啤酒或红酒）；应慎用镇痛药，避免使用致敏药，尤其易诱发头痛的药物；平时要保持心态平和，冷静面对生活、工作、学习中的困难和问题，消除压力过大、紧张、急躁等情绪；生活要有规律，避免过度疲劳，防治亚健康状态等。

三、紧张性头痛

紧张性头痛，又称为紧张型头痛或肌收缩性头痛，是双侧枕部或全头部轻到中度的紧缩性或压迫性头痛,持续数分钟到数天,患者一般躯体活动不会加重疼痛,但可有畏光或畏声现象。紧张性头痛约占头痛患者的 40%,是临床最常见的慢性头痛。

一般认为,紧张性头痛与颅周肌肉疾病有关。迄今对其病理生理学机制尚不清楚。目前认为,"周围性疼痛机制"和"中枢性疼痛机制"与紧张性头痛的发病有关。

"周围性疼痛机制"认为,紧张性头痛患者由于颅周肌肉或肌筋膜结构收缩或缺血、细胞内外钾离子转运异常、炎症介质释放增多等,使颅周肌筋膜组织痛觉敏感度明显增加,易引起颅周肌肉或肌筋膜结构的紧张和疼痛。它在发作性紧张性疼痛的发病中起重要作用。

"中枢性疼痛机制"可能是引起慢性紧张性头痛的重要机制。慢性紧张性头痛患者由于脊髓后角、三叉神经核、丘脑、皮质等功能和(或)结构异常,对触觉、电荷热刺激的痛阈明显下降,易产生痛觉过敏。中枢神经系统功能异常可有中枢神经系统单胺能递质慢性或间断性功能障碍。

神经影像学研究证实,慢性紧张性头痛患者存在灰质结构容积减少,提示紧张性头痛患者存在中枢神经系统结构的改变。另外,应激、紧张、抑郁等也与持续性颈部及头皮肌肉收缩有关,也能加重紧张性头痛。

(一)临床特点

紧张性头痛多在 20 岁左右发病,随着年龄的增长患病率增高;男女均可患病,女性比男性稍多见。头痛部位不定,可为双侧、单侧、全头部、颈项部、双侧枕部、双侧颞部等(图 3)。不同部位有时伴有颈肌僵硬、不适或肩部疼痛。常为持续的胀痛、钝痛、压迫感、沉重感或紧箍感,患者常形容"像戴帽子似的"。有的患者感到"头上好像压了一块石头",还有的感觉"头上箍了一条带子"等,头痛会因人而异。

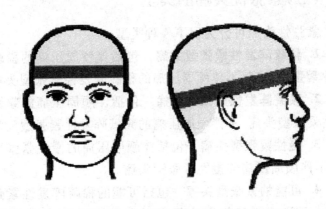

图 3　紧张性头痛疼痛部位

紧张性头痛常常为轻、中度或时轻时重,患者大多可以忍受,很少因头痛而卧床不起或影响日常生活、工作和学习的。患者可伴有头昏、失眠、焦虑或抑郁等症状,也可伴有畏光或畏声,一般无恶心或呕吐。

紧张性头痛病程较长,以疼痛持续存在为特点,可成年累月发作而久治无效。据统计,病程在 5 年以上的约占 25%,16% 的患者病史长达 20~30 年。但患者的头痛在一天当中可逐渐减轻或增强。患者因烦躁、生气、紧张、焦虑、忧郁或睡眠不足、劳累等因素可使头痛阵发性加剧。头痛发作多在睡醒后,可持续一整天,约有 10% 的患者在凌晨

1~4 时由于头痛剧烈而不能入睡。

传统上认为,紧张性头痛与偏头痛是不同的两种疾病,但部分患者却兼有两者的头痛特点。例如,某些紧张性头痛患者可表现为偏侧搏动样头痛,发作时可伴呕吐。

(二)紧张性头痛的类型

紧张性头痛可分为以下 4 种类型。

1. 稀疏阵发性紧张型头痛　包括伴颅周压痛的稀疏阵发性紧张型头痛,不伴颅周压痛的稀疏阵发性紧张型头痛。

2. 频繁阵发性紧张型头痛　包括伴颅周压痛的频繁阵发性紧张型头痛,不伴颅周压痛的频繁阵发性紧张型头痛。

3. 慢性紧张型头痛　包括伴颅周压痛的慢性紧张型头痛,不伴颅周压痛的慢性紧张型头痛。

4. 可能的紧张型头痛　包括可能的稀疏阵发性紧张型头痛,可能的频繁阵发性紧张型头痛,可能的慢性紧张型头痛。

(三)紧张性头痛的诱因

1. 心理因素　紧张性头痛的患者往往存在焦虑或抑郁,容易发脾气,心事较多,心境不开阔,这在诱发头痛方面起了非常重要的作用。压力带来的应激和焦虑在紧张性头痛的发病中起一定作用,许多紧张性头痛患者处于长期的慢性焦虑、忧郁等显著的情绪紧张状态中。

2. 不良姿势　大部分患紧张性头痛的人都是长期伏案工作或重复一些刻板动作,进行计算机工作、精细手工工作和使用显微镜的人多归于此列。由于头、颈、肩胛带的姿势不良,以及屈颈等,很容易造成慢性持久的颈部肌肉收缩,从而引起头痛。

3. 某些疾病 严重的感冒和鼻塞都可能引起紧张性头痛。眼疲劳和各种眼部的疾病造成的眼源性头痛,也很有可能发展为紧张性头痛。当患有偏头痛时,同时患上紧张性头痛的概率也很大。

4. 其他因素

(1)性别:女性患紧张性头痛的概率更大,男性和女性患紧张性头痛的概率之比为2：3。特别是当女性月经来潮或更年期时,发生紧张性头痛的可能性更高。

(2)睡眠:睡眠不足,睡眠质量不好,在过冷的房间睡觉,睡觉时脖子的位置不合适,都容易导致紧张性头痛的发生。

(3)饮食:饮食不规律,经常性的饥饿、饮酒,都可能造成紧张性头痛。

(4)吸烟:有研究显示,吸烟者的紧张性头痛比不吸烟者更加严重。

(四)诊断与检查

紧张性头痛的诊断主要依靠患者对头痛部位、性质及频度的描述。患者一般体格及神经检查均无异常。对病程已超过1年,且脑部 CT 或 MRI 检查无异常者,不难确诊。如果患者头痛病程较短,应注意与颅内各类器质性疾病相鉴别。

紧张性头痛的检查项目主要有脑电图检查、脑血流图检查、肌电图检查、眼科特殊检查、放射性核素(同位素)检查、X 线检查、MRI 检查、CT 检查、脑血管造影检查、免疫学检查，实验室检查包括血常规、尿常规、电解质及脑脊液检查等。这些检查具有重要的鉴别诊断意义。

但是，以上检查项目不是所有患者都必须做，而是需要根据各个患者的临床表现和作为诊断与鉴别诊断依据的需要来选定检查项目。

一般认为，紧张性头痛患者无论是在发作期或间歇期，脑电图异常的发生率皆比正常人高。但是，紧张性头痛患者的脑电图改变不具有特异性，因为它可有正常波形、普通慢波、棘波放电、局灶性棘波，以及对过度通气、闪光刺激有异常反应等各种波形。小儿紧张性头痛脑电图的异常率较高，可出现棘波、阵发性慢波、快波活动及弥漫性慢波。

紧张性头痛患者在发作期和间歇期，脑血流图的主要变化是两侧波幅不对称，一侧偏高或一侧偏低。

紧张性头痛患者原则上不需进行脑血管造影，只有在严重的头痛发作，高度怀疑是否为蛛网膜下隙出血的患者才进行脑血管造影，以期排除是否有颅内动脉瘤、动静脉畸形等疾病。

紧张性头痛患者脑脊液的常规检查通常是正常的，一般情况下脑脊液的淋巴细胞可增高；免疫学检查的目的主要是排除器质性疾病。

(五)治疗

紧张性头痛的治疗可分为药物治疗和非药物干预（包括心理疗法和物理疗法等）两种，可根据患者的具体情况，单独或综合使用这些疗法。

1. 药物治疗　本病的药物治疗分为急性发作期治疗和预防性治疗两种。

（1）急性发作期治疗：由于紧张性头痛的发病机制并不清楚，在药物选择上多采用温和的非麻醉性镇痛药，以减轻头痛症状为目的。其中，主要是非类固醇性抗炎类药物（NSAID）的单一制剂，阿司匹林为最常用的药物。其他药物有对乙酰氨基酚、布洛芬、萘普生、酮洛芬和双氯芬酸。非处方镇痛药对偶发性紧张性头痛一般有较好的治疗效果，但频繁使用镇痛药可能导致药物过度使用性头痛。特别是含有布他比妥的复方镇痛药、咖啡因或非类固醇类抗炎药的复方制剂，可以有效治疗紧张性头痛，但频繁使用含有咖啡因的复方制剂也可能导致摄入过量性头痛，应尽量避免使用。

此外，麦角胺、肉毒素 A 及中药对本病的疗效目前尚有待于进一步研究证实。

（2）预防性治疗：对频发性和慢性紧张性头痛须采用药物预防性治疗。所用药物包括：①抗抑郁药物。主要是三环类抗抑郁药（如阿米替林、多塞平）和 5-羟色胺再摄取抑制药。②肌肉松弛药。包括盐酸乙哌立松、巴氯芬等。③部分抗癫痫药物。托吡酯、丙戊酸、阿米替林被认为是可长期应用于慢性紧张性头痛的一线预防性治疗药物；米氮平与文拉法辛是二线预防性治疗药物；丙米嗪、马普替林和米安色林对本病也可能有一定的治疗效果。④穴位注射治疗。它是指用少量地塞米松或泼尼松龙加利多卡因，进行风池穴或太阳穴封闭，也可在肌肉压痛点处注射封闭，能较快获得止痛效果。

2. 非药物治疗

（1）心理疏导与调节：对紧张性头痛诊断明确后，须对患者进行心理疏导，消除患者对头痛的害怕和恐惧心理，并增强患者对心理自我调节的能力，保持健康的生活方式及乐观的生活态度。药物依赖或滥用的患者要明白，头颈部的肌肉持续收缩是引起紧张性头痛的直接原因，只要头颈部肌肉收缩得到缓解，肌肉得到完全放松，就可以彻底治愈紧张性头痛，应努力消除对药物的依赖心理，下决心戒断不应长期服用的药物。

（2）物理治疗等治疗手段：紧张性头痛的治疗可通过针灸、推拿、热生物反馈、放松训练等方法和手段，改善患者额、颞、枕部及肩背部的肌紧张，从而使这些部位的肌肉放松。

对于频繁发作或慢性紧张性头痛患者，针灸治疗可能是一种有价值的非药物性治疗手段。

热生物反馈技术也可提供帮助，但对于手法治疗如脊柱、肌肉组织及肌筋膜组织的推拿等，国际上目前的观点尚不统一，有待于进一步循证医学的证实。

放松疗法作为药物治疗的辅助疗法，是通过主观想象和客观措施，使人达到肌肉松弛、精神安定、减轻焦虑的治疗方法。放松训练作为一种减轻焦虑的心理行为治疗的重要组成部分，可明显缓解患者精神、心理因素造成的紧张性头痛。

（六）预防

1. 改善和放松精神紧张状况　由于紧张性头痛与长期

焦虑、神经紧张、过度疲劳有关,这就要求患者应首先避免精神刺激,做到生活规律化,科学安排作息时间,保证自己有充足的休息和睡眠时间。充足的休息和睡眠才能缓解精神上的紧张、焦虑和抑郁等不良因素。

2. 养成健康生活习惯　生活起居和饮食要有规律,保证正常休息和饮食;提高睡眠质量,睡姿要舒展;克服不良嗜好,尤其要克服不健康的饮食习惯,禁烟、忌酒。

3. 纠正不良姿势　长期处于不良工作姿势,使头、颈、肩部肌肉持续收缩,会加剧紧张性头痛。因而,患者应注意预防和矫正各种不良姿势,避免引起头颈和肩背部肌肉的持续性收缩。例如,长期低头伏案工作者应注意定时(30~45分钟)离开座位,活动活动身体,要经常适当进行体育锻炼。

四、脑神经痛

(一)三叉神经痛

三叉神经是人脑12对脑神经中的一对,其主要功能是将面部的感觉传入大脑,并且支配咀嚼肌。三叉神经有三个分支,分别是眼支、上颌支和下颌支。三叉神经发生刺激性病变时,在某一支分布区内反复出现发作性剧烈疼痛,是三叉神经痛的主要临床症状(图4)。

1. 三叉神经痛的类型　三叉神经痛分为原发性和继发性两大类。

(1)原发性三叉神经痛:常在40岁以后起病,女性多

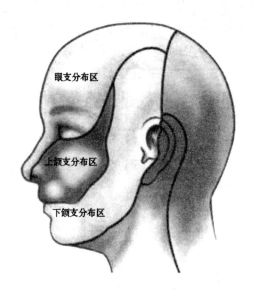

眼支分布区

上颌支分布区

下颌支分布区

图4　三叉神经痛疼痛部位

见；发病率可随年龄增长而上升。疼痛局限在三叉神经某一支分布区内，多由一侧三叉神经上颌支或下颌支开始，极少涉及眼支，随病情进展可影响其他的分支，但很少见。极个别患者可先后或同时发生两侧三叉神经痛。上下唇、鼻翼外侧、舌侧缘可能是疼痛的扳机点，触碰到这些扳机点就会诱发疼痛。患者常在刷牙、咀嚼、张口等动作时极其小心，甚至不愿做这些动作，因为这些动作会诱发剧烈疼痛。三叉神经痛每次发作仅数秒钟或1～2分钟后骤然停止；间歇期无疼痛；呈周期性发作，持续数周、数月，甚至更长，可自行缓解。

　　(2)继发性三叉神经痛：是因三叉神经某一支受到压迫

或侵袭,如鼻咽癌、多发性硬化、延髓空洞症等压迫或侵袭到三叉神经时引发的疼痛。临床表现除有与原发性三叉神经痛相似的疼痛外,还会有三叉神经受到破坏的表现,如面部感觉障碍、角膜反射消失等;如累及到三叉神经下颌支,还会出现下颌偏斜、咀嚼无力等三叉神经运动支受损的症状。如不能解除病因,临床症状会逐渐加重,最后呈持续性疼痛。

2. 三叉神经痛的病因

(1)原发性三叉神经痛的病因:迄今对引起原发性三叉神经痛的病因尚未明确,目前认为有以下几点。

①受到压迫。邻近三叉神经的脑血管走行发生变异或管径增粗,压迫三叉神经后根,引起脱髓鞘改变而出现发作性疼痛。

②原发性脱髓鞘。多发性硬化是一种脱髓鞘病变,脱髓鞘可发生在中枢神经的任何部位,主要是白质,即神经纤维多的部位,如三叉神经根发生了脱髓鞘病变,就可导致三叉神经痛,但较罕见。

③神经损伤。见于牙科或外科手术不慎损伤了三叉神经。

④肿瘤。脑部的原发性或转移瘤压迫三叉神经,也可出现神经痛。

⑤其他。除上述主要原因外,遗传因素、精神压力、免疫因素也可能与三叉神经痛的发病有关。

(2)继发性三叉神经痛的病因:继发性三叉神经痛有明确的病因,如颅底或桥小脑角的肿瘤、转移瘤,以及脑膜炎、多发性硬化等侵犯三叉神经的感觉根而引起疼痛。这些患者多伴有三叉神经邻近结构的损害,除疼痛外还有三叉神经本身功能的丧失。

3. 原发性三叉神经痛的治疗 原发性三叉神经痛目前还缺乏绝对有效的治疗方法,治疗的目的在于止痛,药物治疗是缓解三叉神经痛的主要治疗办法,无效时可选用神经阻滞或手术治疗。

(1)药物治疗

①卡马西平。它是治疗三叉神经痛的首选药物,从每次 100 毫克,每日 2 次开始口服,逐渐加量直至疼痛停止,每日最大剂量不超过 1 000 毫克;疼痛明显缓解或完全缓解一段时间后逐渐减少剂量,至能基本缓解疼痛的最低有效量维持治疗。

卡马西平的不良反应有头晕、眩晕、共济失调、步态不稳、易摔倒、嗜睡、疲劳、白细胞减少和肝功能损害等。这些不良反应的发生与开始的每日剂量及剂量增加的速度有关。开始的剂量越大,剂量增加的速度越快,出现不良反应的概率就越大。

因卡马西平能刺激抗利尿激素分泌,10%～15%的患者会出现水潴留和低钠血症。老年人可出现心律失常或房室传导阻滞。少见的不良反应包括变态反应、中毒性表皮坏死溶解症、皮疹、荨麻疹、瘙痒、儿童行为障碍、严重腹泻、发热、咽喉痛、骨或关节痛、乏力。

停用卡马西平后,绝大多数不良反应会自行缓解,但有少部分患者的不良反应不会缓解,特别是中毒性表皮坏死溶解症,最后可发展成为剥脱性皮炎,对患者生命造成威胁。因此,应用这类药物须慎重,不宜自行服用,应在医生的监督下服用。

②苯妥英钠。使用此药可从每次 100 毫克,每日 2 次开始口服,逐渐加量直至疼痛停止,每日最大剂量不超过 600 毫克;疼痛明显缓解或完全缓解一段时间后,逐渐减少剂量,至能基本缓解疼痛的最低有效量维持治疗。

苯妥英钠的常见不良反应有牙龈增生,儿童更多见。此外,还有恶心、呕吐,饭后服用可减轻症状。肝功能异常也是常见的不良反应,罕见的情况下可发生致死性肝坏死。

常见与剂量有关的不良反应包括眩晕、头痛、眼球震颤、共济失调、语言不清和意识模糊,停药或减量后症状可减轻或消失。一般血药浓度达 20 微克/毫升时会出现震颤;30 微克/毫升时会出现运动失调;超过 40 微克/毫升时会发生昏迷。少见的不良反应有头晕、失眠、颤搐、舞蹈症、肌张力不全、扑翼样震颤等。苯妥英钠对造血系统也有影响,会引起白细胞和血小板减少,甚至引起再生障碍性贫血。过敏反应包括皮疹伴高热、剥脱性皮炎、多形糜烂性红斑等。

服用苯妥英钠应定期检查血常规、肝功能、血药浓度。对乙内酰脲类药有过敏史或阿斯综合征、Ⅱ～Ⅲ度房室传导阻滞、窦房结阻滞、窦性心动过缓等心功能损害者禁用。

③加巴喷丁。该药有较好的神经痛止痛效果,可以从每次 100 毫克,每日 3 次开始口服,逐渐加量直至疼痛停止,每日最大剂量不超过 2 400 毫克;疼痛明显缓解或完全缓解一段时间后逐渐减少剂量,至能基本缓解疼痛的最低有效量维持治疗。

该药的不良反应一般较卡马西平、苯妥英钠少,患者的耐受性也较少。常见的不良反应包括嗜睡、疲劳、眩晕、头痛、恶心、呕吐、体重增加、紧张、失眠、共济失调、眼球震颤、感觉异常及厌食；少见的不良反应有全身无力、头痛、腹泻、便秘、口干、恶心、呕吐、胃肠胀气等。停药或减量后症状可减轻或消失。

④普瑞巴林。它是一种新型钙通道阻滞药，为多种神经病理性疼痛的常用药物，首次剂量为每日 150 毫克，分 2 次服用。镇痛效果不好者，7 日后改为每日 300 毫克，分 2 次服用。

该药的不良反应包括无力、复视、视物模糊、思维异常、恶心、震颤、眩晕、头痛和思维混乱；罕见不良反应有血管性水肿，可伴有面部、嘴唇、牙龈、舌、咽、喉肿胀，引起致命性呼吸困难，出现这种情况应立即停药，并送附近医院抢救。普瑞巴林还可引起过敏反应，如气喘、呼吸困难、皮疹和疱疹。普瑞巴林引起的头晕、嗜睡、视物模糊，对驾车、操控复杂机器及从事其他危险的活动有影响。

另外，普瑞巴林还可能增加抑郁症状，增加自杀想法、自杀行为、自残想法和自残行为，有抑郁症状的患者也应注意慎用。应用本药的起始剂量不宜过大，增量时间不宜过短，否则出现不良反应的概率会增大。

⑤维生素 B_{12}。大剂量维生素 B_{12} 肌内注射有助于缓解疼痛，但在大多数情况下镇痛效果没有上述药物好，可以作为辅助治疗方法。肌内注射维生素 B_{12}，每日 500～1 000 微克，10～15 日为 1 个疗程。

⑥非甾体类镇痛药。包括布洛芬、吲哚美辛（消炎痛）、萘普生、萘丁美酮、吡罗昔康、保泰松、双氯芬酸、芬布芬、酮洛芬、酮咯酸、四氯芬那酸、舒林酸、托美丁等，都可用来作

为三叉神经痛的镇痛药,但镇痛效果没有卡马西平、苯妥英钠、加巴喷丁、普瑞巴林好。

（2）神经阻滞治疗:采用无水酒精或其他化学药物如甘油、维生素 B_{12} 等直接注入三叉神经某一分支或半月节内,使其发生凝固性坏死,阻断神经传导,使局部感觉丧失而获得镇痛效果。此治疗方法适用于药物治疗无效或不能耐受药物不良反应的患者,以及拒绝手术治疗或不适于手术治疗的患者。

该法简易安全,但疗效不持久,而且可能伴有三叉神经破坏症状,出现面部皮肤、结膜、口腔、舌、软腭、硬腭和鼻黏膜的感觉丧失或减退,角膜反射消失,咀嚼肌无力或瘫痪,时间稍长,瘫痪肌肉可出现萎缩。由于患侧翼内、外肌麻痹,健侧翼内、外肌收缩时,下颌会偏向麻痹侧。

（3）手术治疗

①经皮三叉神经根毁损术。包括经皮射频消融神经根切断术、球囊压迫术。在 X 线透射下将一根细长的鞘管针送达卵圆孔三叉神经半月节附近,随后用射频、球囊压迫的方法,破坏三叉神经使其丧失功能。

②微血管减压术。即在全麻下开颅,将压迫三叉神经的血管与三叉神经根之间垫小块垫片,使三叉神经根与血管之间有一定的隔离。

③伽马刀治疗。在局麻下通过立体定向的方法,将伽马射线束精确地聚焦在三叉神经根部,破坏三叉神经根,阻断痛觉的异常传导。

手术治疗的利弊:据临床经验,微血管减压术后90％的患者症状可立即缓解,疗效最长可持续约 15 年;手术后第一年的复发率为20％,第五年的复发率为25％;手术需要全麻,创伤性较大,住院时间较长。经皮射频消融神经根切断术的疗效一般可持续3～4年。经皮甘油神经根阻滞术、球囊压迫术的疗效可持续1.5～2年。伽马刀治疗后60％的患者症状可立即缓解,但有些则需数周至数月后疼痛才会慢慢缓解,总有效率约为80％,1～3年的复发率是25％。

手术治疗会出现一些并发症,包括永久性面部感觉丧失、角膜反射迟钝、咀嚼肌无力或瘫痪、暂时性面瘫、脑脊液漏、脑膜炎、小脑梗死、脑干损伤、听力下降、出血、气栓、滑车神经和(或)展神经麻痹、头晕等。另外,还有一种令患者十分苦恼且无法治疗的并发症,即面部无痛感。虽然面部无痛感不会影响到患者的生理功能,但感受很不好。

如何选择手术治疗:原发性三叉神经痛开始一般采用药物治疗,如药物治疗的剂量、疗程足够仍无效,或者因药物不良反应而不能耐受时可考虑选择手术治疗。

心肺功能良好,能够耐受全身麻醉的年轻患者,应首选微血管减压术。这是因为微血管减压术不会造成三叉神经破坏症状,不会引起面部感觉丧失或减退,也不会引起咀嚼肌无力或瘫痪,而且镇痛效果好。

镇痛药物疗效不好的老年患者,宜选择经皮三叉神经根毁损术或伽马刀治疗。这两种方法对患者的影响不大,不需要全身麻醉,虽然疗效不会持久,有些患者术后会出现面部感觉丧失或减退,甚至咀嚼肌无力或瘫痪,但会随三叉神经的自我修复而逐渐或部分恢复。

微血管减压术或经皮三叉神经根毁损术治疗无效或复发的患者,可考虑行伽马刀治疗。

4. 继发性三叉神经痛的治疗　继发性三叉神经痛有明确病因,如肿瘤、血管病变或颅底畸形等,压迫、刺激三叉神经而引起疼痛。治疗原发病是关键,其治疗主要是针对引起三叉神经痛的原发疾病。例如,肿瘤压迫需要手术治疗解除压迫,多发硬化者进行免疫抑制治疗等。

(二)枕大神经痛

1. 症状特点及病因　枕大神经为颈 2 神经后支的内侧支,与枕动脉伴行,分成 2~5 支,支配枕部皮肤。枕大神经痛是指一侧或双侧枕大神经分布范围内的阵发性或持续性疼痛。疼痛部位在后颈部与枕部,向头顶放散(图 5)。可呈抽痛、针刺样、刀割样或烧灼样,疼痛时患者不敢转头,头颈部处于僵直状态。检查可发现枕大神经出口处(相当风池穴)有压痛,枕大神经分布区即耳顶线以下发际处痛觉过敏或减退。

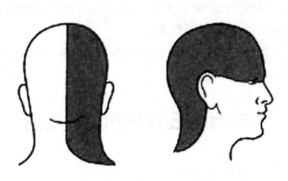

图 5　枕大神经痛疼痛部位

枕大神经痛常由风寒、感冒引起,也可由颈部外伤、颈椎病导致,有时病因不明确,可能源自非特异性感染。

2. 治疗 枕大神经痛首选药物治疗,无效或失效时再选用痛点封闭或激光痛点局部照射治疗。

(1)药物治疗:卡马西平是治疗首选药物,首次剂量为每次 100 毫克,每日 2 次,无效时逐渐增量,每日最大剂量不超过 1 000 毫克。疼痛停止后逐渐减量。不良反应可见头晕、嗜睡、口干、恶心、呕吐、消化不良等,多可自行消失。出现皮疹、共济失调、再生障碍性贫血、昏迷、肝功能受损、心绞痛、精神症状时,须立即停药。如卡马西平无效时,可试用苯妥英钠,每次 100 毫克,每日 3 次。

上述两药无效时可试用非甾体类抗炎药,包括阿司匹林、对乙酰氨基酚、吲哚美辛、萘普生、萘丁美酮、双氯芬酸、布洛芬、尼美舒利、罗非昔布、塞来昔布等。

(2)封闭治疗:该法适用于药物治疗无效者,1%～2%利多卡因 2 毫升加维生素 B_{12} 100 微克,眶上切迹处封闭,隔日 1 次,3～5 次症状可缓解。

(3)牵引治疗:因颈部轻度外伤或增生性颈椎病引起者,可加颈椎牵引治疗。

五、颅内压改变引起的头痛

(一)与体位改变有关的头痛

与体位改变有关的头痛多与颅内压改变有关,包括高颅压性头痛和低颅压性头痛。

颅内压是由颅腔、脑组织及其血液、脑脊液所决定的。脑脊液是脑室系统用来起缓冲作用的液体，将脑组织和脊髓悬浮在其中，避免其受坚硬的颅骨的冲击，尤其是在剧烈活动或体位改变时的冲击。

脑脊液每天不断分泌和吸收，维持着一个动态平衡，就像人每天都要进食水和排泄水一样。当脑脊液分泌和吸收不平衡时，会导致颅内压的改变，分泌多了会引起颅内压增高，分泌少了则引起颅内压降低。无论是颅内压增高还是降低，都会引起头痛的发生。

当颅内压增高（超过200毫米水柱）时，过高的颅内压使脑膜及颅内血管壁痛敏结构受到刺激、牵拉或压迫而引起头痛。人在站立情况下，脑脊液会随重力作用流下来，颅内压可以暂时降低，从而缓解临床症状；人在卧位时则相反。而颅内压降低（低于60毫米水柱）时，因脑组织下沉移位使颅内痛敏结构如脑膜、血管和三叉神经、舌咽神经、迷走神经等受到牵拉而引起头痛，在站立情况下脑组织进一步下沉移位，头痛症状加重，卧位时减轻。

引起高颅压性头痛的原因主要有颅内肿瘤、脓肿、血肿、脑囊虫病等占位性病变，急性脑血管病、脑炎、脑外伤引起脑水肿，脑缺血、缺氧或全身性疾病（毒血症、败血症、心肾功能不全、营养不良性水肿、药物中毒、糖尿病性酸中毒等），还有脑室系统畸形、先天性脑积水等。

引起低颅压性头痛的原因主要有自发性脑脊液漏（可能与微小创伤、硬膜结构薄弱、结缔组织病如马方综合征等有关）引起的自发性颅内压降低，硬膜或腰椎穿刺后引起的继发性颅内低压。此外，脱水、糖尿病性酮症酸中毒、尿毒症、全身性严重感染、脑膜脑炎、过度换气、低血压均可使脑脊液减少。

1. 高颅压性头痛

（1）特点：高颅压性头痛常呈持续性胀痛、钝痛，部位多位于额部或双侧颞部，并常涉及枕部和颈部，一般以夜间或清晨为甚，常在屈颈、用力、咳嗽、大便、弯腰、低头等活动时加重。头痛剧烈时可伴有恶心、呕吐、视神经乳头水肿等。随着颅内压增高的进展，头痛进行性加重，并逐渐出现眼花、视物呈双影、视力下降、耳鸣、晕倒、精神行为异常、抽搐、肢体活动障碍等。小儿出现头颅增大、囟门饱满隆起等相关伴随症状，服用镇痛药无明显效果。

（2）处理和治疗：颅内高压引起的头痛一般在颅内压降低后自行缓解，关键是降低颅内压，并阻止颅内压进一步升高。

①病因治疗。由颅内占位性病变，如脑肿瘤、颅脑损伤、颅内血肿等引起的颅内压增高，应及时手术清除颅内占位性病变。

由颅内炎症，如病毒性脑炎、细菌性脑炎、真菌性脑炎及寄生虫病等引起的颅内压增高，应在积极抗病毒、抗菌、抗真菌或抗寄生虫感染的同时，进行脱水治疗。

由脑缺血、缺氧或全身性疾病（如败血症、毒血症、心肾功能不全、营养不良性水肿、药物中毒等）引起的颅内压增高，也应在积极控制原发病的基础上进行脱水治疗。

由脑室先天性发育畸形、先天性或后天性脑积水引起的高颅压性头痛，应进行脑脊液分流手术。

②镇静治疗。高颅压性头痛会引起患者交感神经过度

兴奋,从而进一步加重颅内压升高,反过来进一步加重头痛症状。镇静药不仅可以促进患者情绪稳定,改善睡眠,缓解头痛,还可以解除患者因束缚和机械通气等引起的胸腔内压和颈静脉压的增高,从而阻止颅内压进一步升高。

③脱水与利尿药治疗。可用20%甘露醇、甘油果糖、呋塞米等静脉滴注,药物的选择、用药剂量和给药时间应根据患者的病情来确定。

④糖皮质激素。糖皮质激素有稳定细胞膜、保护或修复血脑屏障、降低毛细血管通透性等作用,对脑水肿,尤其是血管源性脑水肿引起的头痛有效。但它不适用于脑血管病、脑外伤的脱水治疗。

⑤降低体温。降低体温可使脑代谢率下降,脑耗氧量下降,脑血流量减少,从而使颅内压下降并缓解头痛。

2. 低颅压性头痛

(1)特点:低颅压性头痛多发生在40~60岁的女性,临床的特征性表现是直立性头痛。患者平卧位时无头痛,也无其他不适,但在直立时出现头痛,头痛多呈渐进性发生,也有直立位时突发头痛者,往往在直立数分钟后头痛剧烈程度达顶峰,但平卧15分钟左右头痛自行缓解;头痛严重程度不一,主要位于额部和枕部,呈搏动性,有时也会涉及颈部。除头痛外,还有颈部僵硬、恶心、呕吐、复视、视物模糊及耳鸣或听力改变等症状。

(2)处理和治疗

①针对病因治疗。若是腰穿后、神经外科手术后及自发性低颅压引起的头痛,宜先补充生理盐水1 500~2 000毫升/日。补液可分为口服补液和静脉补液两种方法,静脉补

液更利于缓解症状。同时,训练患者缓慢、逐渐抬高平卧的头位。

如是脑脊液漏引起的头痛,要先查找脑脊液漏的部位。大多数自发性脑脊液漏发生在脊椎,很少发生于颅底。脊椎脑脊液漏一般发生在神经根袖,以胸椎神经根袖最常见,其次是颈椎,腰椎较为罕见。颅底的脑脊液漏多见于筛窦,但临床上往往难以确定脑脊液漏的位置。脑脊液漏的瘘口修补术是治疗脑脊液漏最有效的方法。

②对症治疗。卧床休息、补液、穿紧身裤和束缚带,给予适量的镇痛、镇静药等。

③药物治疗。咖啡因可阻断腺苷受体,使颅内血管收缩,增加脑脊液的压力和缓解头痛。可用苯甲酸咖啡因500毫克,皮下或肌内注射,或者加入500~1 000毫升乳化格林液中缓慢静脉滴注。

④硬膜外血贴疗法。该疗法是用自体血15~20毫升缓慢注入腰或胸段硬膜外间隙,血液从注射点向上下扩展数个椎间隙,可压迫硬膜囊和阻塞脑脊液漏出口,迅速缓解头痛。本疗法适用于腰穿后头痛和自发性低颅压性头痛,有效率达97%。但有发生感染、反弹性颅内高压及慢性后背痛等并发症的可能。

(二)良性颅内压增高

良性颅内压增高不是一个疾病,而是一组病因尚不完全清楚的症候群。临床上有颅内压增高的症状,即头痛、恶心、呕吐、视乳头水肿,但无其他神经系统症状和体征。脑脊液检查除腰穿时发现压力增高外,其他各项检查均正常。脑影像学检查除可能有脑轻度肿胀外，也没有其他异常。

1. 原因 迄今医学界对良性颅内压增高的原因仍不明确，目前认为有以下几种可能。

（1）脑脊液生成或吸收障碍：正常时脑脊液主要通过蛛网膜绒毛吸收，经微小管系统进入静脉窦，静脉窦出现不完全梗阻时，脑脊液吸收困难，脑脊液量相对增加，产生颅内压增高。同时也可因脑脊液分泌过多引起，这时虽然脑脊液吸收正常，但产生量过多同样会出现颅内压增高。

（2）内分泌失调：肥胖、青年女性易发生良性颅内压增高，推测与肾上腺功能不全有关，但未得到进一步证实。

2. 临床特点 良性颅内压增高可发生于任何年龄，但中年以前多见，女性明显多于男性。头痛是良性颅内压增高最主要且最常见的症状，多为钝痛，弥漫到整个头部，有时呈搏动性，晨起或用力咳嗽后明显，可伴恶心、呕吐。神经系统检查时可发现视神经乳头水肿和颈项有抵抗。重症患者有复视、眼球外展受限等展神经麻痹症状，表现为视物成双。儿童的良性颅内压增高可以没有头痛，或轻微头痛，以兴奋、易激惹、烦躁不安、呕吐为主要临床表现。

3. 诊断和治疗 诊断良性颅内压增高必须慎重。有头痛、恶心、呕吐、视乳头水肿的患者，需重复数次脑脊液压力测定，压力至少在200毫米水柱以上才能认定是否有颅内压增高。确定有颅内压增高后，一定要排除脑肿瘤、炎症、脑积水等其他可引起颅内压增高的原因。头颅CT或MRI可发现脑组织结构的异常；脑脊液细胞和生化检查可发现炎症、脱髓鞘改变等证据。

良性颅内压增高的治疗要以消除病因、降低颅内压为主。在治疗时,要积极寻找病因,发现药物引起的良性颅内压增高后,应立即停药;过度肥胖者应劝其节食。对颅内压增高、头痛明显者,应降低颅内压。乙酰唑胺可减少脑脊液的分泌,可以口服,是治疗良性颅内压增高的一种方便药物,但降低颅内压效果有限;如乙酰唑胺无效,可采用糖皮质激素如地塞米松,也可静脉给予甘油果糖、甘露醇;如仍然不能缓解症状,可采用脑脊液分流手术治疗。

良性颅内压增高预后良好,病程可持续数月,少数可复发。病程迁延过长者视力可以严重受累,甚至失明。多数无后遗症。

(三)腰穿后头痛

1. 原因　腰椎穿刺是临床诊断和麻醉等采用的一种常用操作方法。腰穿后有约 1/3 的患者会出现不同程度的头痛,原因是腰穿过程中穿刺针要穿透硬脊膜,硬脊膜是一层致密胶原纤维的"外衣",包裹在内的是蛛网膜、软脑膜和脊髓,脑脊液主要存在于蛛网膜下隙,穿刺后,如果脑脊液从腰穿后穿刺孔持续渗出,会造成脑脊液总体积减小,削弱了脑的水垫,其产生的张力使颅内脑膜、血管及其周围对疼痛敏感的组织下垂。小脑幕上的痛觉经三叉神经传向前额,幕下的痛觉经迷走神经和上颈段神经传向枕区和颈部。同时,持续的脑脊液漏出致使动、静脉壁内外的压力失去平衡,因静脉壁薄,弹力小,又常固定于周围组织,容易被动扩张而引起疼痛。而动脉管径细,坚韧且有弹性,故不易扩张。因此,腰穿后头痛属于一种低颅压性头痛,发病原因多样,主要包括颅内静脉扩张,脑组织肿胀,颅内对疼痛敏感的硬脑膜窦、脑膜、血管和神经的牵拉移位,P 物质释放等。多数腰穿后头痛可以自行缓解。

2. 诊断和治疗　发生腰穿后头痛,首先应确定是否为低颅压引起的头痛。低颅压性头痛常在腰穿后 48 小时内发生,可持续数天,头痛以枕额部为主,可伴有颈强及后背部疼痛、视物模糊、耳鸣和呕吐等,卧位时减轻,直立位加重;站立时间越久,头痛持续的时间越长;腹压升高时头痛减轻;摇头或压迫颈静脉后头痛加重。据此确定为腰穿引起的头痛后,一般给予以下处理。

(1)卧床休息:尽量少走动。

(2)补充体液:口服大量盐水或静脉滴注生理盐水。

(3)用腹带加压腰部:可增加硬膜外压力,同时减少脑脊液的漏出。

(4)过度换气:其后的轻度碱中毒可造成脑血管收缩,能有效治疗腰穿后头痛。

(5)药物治疗:严重病例可以药物治疗,静脉注射 500 毫克苯甲酸咖啡因可使 75% 的腰穿后头痛缓解,2 小时后重复使用有效率可达 85%。

(6)硬膜外注射盐水:硬膜外穿刺结束后,将针抽出约 0.5 厘米直至脑脊液完全停止流出,注射 5 毫升生理盐水于硬膜外腔。此为腰穿后头痛最特异性的治疗方法,可压迫硬膜外腔而减轻脑脊液漏;同时可使硬膜外腔及蛛网膜下隙压力升高,解除脑组织及其固定结构的压力。

(7)硬膜外血贴疗法:用自体血 15~20 毫升缓慢注入腰或胸段硬膜外间隙,血液从注射点向上下扩展数个椎间隙,可压迫硬膜囊和阻塞脑脊液漏出口,迅速缓解头痛,特别适用于腰穿后头痛和自发性低颅压性头痛,有效率达 97%。该法并发症少且轻微,注射部位疼痛常见,多为一过性,偶可持续数月。少见并发症有一过性发热、颈痛、神经根痛、感觉异常。

第三章 头痛相关疾病

一、脑卒中

脑卒中是脑血管病的同义词,属一种突然起病的脑血液循环障碍性疾病,又称脑血管意外。它是由于各种诱发因素引起脑内动脉狭窄、闭塞或破裂而造成的急性脑血液循环障碍,临床表现为短暂性或永久性一侧肢体偏瘫,不能讲话或听不懂别人讲话,重者会出现昏迷,甚至死亡。

脑卒中分为缺血性脑卒中和出血性脑卒中两大类。

脑卒中的发生过程可造成局部脑组织缺血性坏死,或者血肿压迫周围脑组织,引起脑水肿、颅高压而挤压或牵扯颅内的痛觉敏感组织;同时,脑组织缺血性坏死时释放的大量炎性细胞因子可刺激脑膜、三叉神经等,引起颅内动脉扩张、痉挛等,从而产生疼痛。因此,头痛是脑卒中患者常出现的一个敏感症状,而随病情的好转,头痛也随之消失。

(一)蛛网膜下隙出血与头痛

蛛网膜下隙出血是指脑底部或脑表面血管破裂后,血液流入蛛网膜下隙引起相应临床症状的一种脑卒中,又称为原发性蛛网膜下隙出血。继发性蛛网膜下隙出血是指脑实质内出血、脑室出血后血液流入蛛网膜下隙。蛛网膜下隙出血常见于青壮年，突然起病，常在数秒或数分钟头痛达高峰，患者能清楚地描述发病时间和情景。情绪激动，剧烈运动（用力、咳嗽、排便、性生活等）是常见的诱因。

蛛网膜下隙出血的头痛十分剧烈，呈雷击样或爆裂样疼痛，患者往往难以忍受，常描述它为"一生中经历最严重的头痛"。头痛的部位可为局限性或全头痛，有时颈部上段也可出现疼痛，持续不能缓解或进行性加重；多伴有恶心、呕吐；可有意识障碍或烦躁、谵妄、幻觉等精神症状；少数出现癫痫发作；也可出现头昏、眩晕等症状起病。

蛛网膜下隙出血头痛的临床检查，可发现颈部强直、Kernig 征、Brudzinski 征等脑膜刺激征阳性，部分患者眼底镜检查可发现玻璃体膜下出血、视乳头水肿或视网膜出血，少数患者可出现复视、偏瘫、失语或感觉障碍。老年患者的头痛和脑膜刺激征表现常不典型，甚至没有，而以意识障碍、精神症状为突出表现。蛛网膜下隙出血的头痛程度与蛛网膜下隙血液的量有关，也与蛛网膜下隙的非特异性炎性反应程度有关，出血量越大，炎性反应越强，头痛越重，而随着蛛网膜下隙的血液被逐渐吸收，炎性反应逐渐减轻，头痛会逐渐缓解。

（二）脑出血与头痛

脑出血是指原发性非外伤脑实质内出血，也称自发性脑出血，占急性脑血管病的 20%～30%。脑出血好发于 50 岁以上、有高血压病史者，多在活动中或情绪激动时发病，少数在安静状态下发病,发病后数分钟至数小时症状达到高峰,出现头痛、恶心、呕吐、肢体瘫痪、癫痫发作、意识不清等症状。患者有血压明显升高。

脑出血临床表现的轻重取决于出血量和出血部位。出血量少且未破入脑室或蛛网膜下隙者,没有累及脑膜,也没有明显颅高压时,通常不会有明显的头痛。但血肿破入脑室或蛛网膜下隙、出血部位累及脑膜、出血量大至引起颅高压时会出现明显的头痛。但因重者会出现意识障碍,虽然引起头痛的原因没有解除,但由于意识不清,患者感受不到头痛。

脑出血所致头痛呈持续性,通常伴有恶心、呕吐,即使是改变体位、静卧休息也不能缓解头痛。头痛的程度与脑内血肿大小及是否破入脑室或蛛网膜下隙有关,血肿越大、破入脑室或蛛网膜下隙的出血量越大,头痛越明显,要等血肿基本吸收后,或者破入脑室或蛛网膜下隙的出血量基本吸收后,头痛才会明显缓解。

(三)脑梗死与头痛

脑梗死又称缺血性脑卒中,是指因脑部血液循环障碍,缺血、缺氧所致的局限性脑组织的缺血性坏死或软化。

脑梗死会引起头痛,但没有脑出血引起的头痛多见,也不是所有的脑梗死都会引起头痛,大约1/3的脑梗死患者会出现头痛。脑梗死是否引起头痛与梗死灶的大小及梗死灶是否邻近皮质有关。只有大的梗死灶才可能引起头痛,腔隙性脑梗死是不会引起头痛的。

大面积梗死灶引起头痛,是因为它造成了脑水肿和颅高压,脑梗死后梗死的脑组织会坏死,坏死过程中产生的炎性细胞因子刺激了颅内痛觉敏感组织,也会引起邻近动脉的痉挛。同时,在脑组织坏死过程中会引起脑组织肿胀,造成脑水肿和颅高压,引起头痛。

脑梗死除头痛外,会有偏瘫、感觉障碍、失语、复视或意识状态改变等临床症状,既往多数有高血压、糖尿病、冠心病、高血脂病史,大量吸烟和饮酒,而且头颅 CT,特别是 MRI 可发现有特征性的改变,临床诊断一般不难。

二、高血压

国际上将高血压的标准定为收缩压≥140 毫米汞柱和(或)舒张压≥90 毫米汞柱,但最新的高血压指南(JNC-8)将 60 岁以上老年人的高血压标准提高了 10 毫米汞柱,即将收缩压提高到≥150 毫米汞柱,舒张压标准不变。

高血压可分为原发性高血压和继发性高血压两种。原发性高血压的病因不明,目前认为主要是由遗传和环境因素相互作用所致,临床表现是以血压升高为主,可伴有或不伴有多种心脑血管的危险因素。继发性高血压指由某些确定的疾病(如肾动脉狭窄的肾性高血压)或病因引起的继发性血压升高,只占所有高血压人群的 5%,相对少见。临床表现除血压升高外,还伴有原发病的一些临床症状和体征,如肾性高血压除有高血压外,多伴有肾功能异常等。

(一)临床表现

高血压大多数起病缓慢,呈渐进性,缺乏特殊的临床表现。一般常见的症状有头晕、头痛、疲劳感、心悸、颈部肌肉紧张等；持续时间通常较短，程度较轻，多数症状可以自行缓解，情绪紧张或劳累后加重。还有部分高血压患者没有临床症状，自我感觉良好。有些患者开始有头昏等症状，但随着对高血压的适应，反而没有异常的感觉，即使血压已经很高，也没有不适。

　　长期高血压患者不论有无临床症状，都会出现靶器官受累的表现，如心脏受累，会出现胸闷、气短、心绞痛等症状；如累及脑部，会出现偏瘫、不能说话、听不懂别人说话等症状；如累及肾脏，会出现全身水肿、蛋白尿、低蛋白血症等症状。

（二）高血压头痛的发病机制

　　人们一般都知道高血压可以引起头痛。急骤升高的血压刺激了颅内外的痛觉敏感器官，从而出现头痛。头痛多位于前额、后枕部，也可为全头痛。患者在低头或屏气用力时头痛会加重，头痛往往会持续一段时间。单纯高血压头痛的典型临床表现是双侧搏动性胀痛，并伴有血压急剧升高[收缩压≥180 毫米汞柱和（或）舒张压≥120 毫米汞柱]。

　　正常人体通过复杂的正负反馈调节机制，使血压始终处于合适的范围。但是，由于紧张、疲劳、寒冷、突然停服降压药物等诱因，血压会急剧上升，突破了自主调节的范围，从而使大、小动脉血管急剧扩张、痉挛，刺激了动脉内膜上的痛觉感受器，出现搏动性头痛。如果是重症高血压患者，会因血压过度上升，突破了脑血流自动调节的范围，脑组织血流灌注过多，就会引起脑水肿，大范围的脑组织水肿牵扯颅内的痛觉敏感组织,主要表现为弥漫性的严重头痛,并伴有呕吐、意识障碍、精神错乱、抽搐,甚至昏迷,这称为高血压脑病。

(三)高血压头痛的诊断

高血压头痛的诊断主要依据是高血压病史,急性或亚急性发作的头痛,主要表现为双侧对称性、搏动性头痛,没有偏瘫、言语障碍等神经功能缺损表现,即时测量血压发现患者收缩压≥180毫米汞柱和(或)舒张压≥120毫米汞柱,影像学检查未发现明显的病灶,降压治疗后症状缓解或消失,这就高度支持诊断,可确诊为高血压头痛。

值得注意的是,高血压患者往往同时合并其他原因的头痛,并且多与血压高度无关,如精神焦虑性头痛、偏头痛、青光眼等,需要仔细鉴别。

(四)高血压头痛的治疗

高血压头痛与血压的水平相关,迅速控制血压后可以有效地缓解头痛的症状。典型的高血压头痛在血压下降后即可消失。但是,因高血压患者可同时合并其他原因的头痛,虽然有血压明显升高,但头痛与血压无关,这时须仔细寻找头痛的原因,单纯降压治疗往往无效。

1. 一般治疗

(1)休息:减少体力和脑力活动,避免精神刺激,患者应处在相对安静的环境休息一段时间。

(2)迅速中止或脱离诱因:如避免和解决紧张、寒冷、饥饿状态,减少精神应激等问题的发生。

(3)进行血压监测：高血压患者应尽早进行血压监测，条件允许的情况下应经常不断地测量血压，评估有无其他并发症状。

2. 降血压治疗 选择适宜有效的降压药物，血压严重升高的情况〔收缩压≥200毫米汞柱和（或）舒张压≥130毫米汞柱〕时，放置静脉输液管，静脉滴注降压药，情况允许后及早开始口服降压药物治疗。过高的血压在短时间内急骤下降，有可能造成重要的器官血流灌注明显减少，应采取逐步控制的缓慢降压。如果发现降压后有器官缺血的表现，应放缓血压降低的幅度。

高血压头痛对降压药物的选择要求是起效迅速，短时间内达到最佳效果，停药后作用消失较快，不良反应较小；最好在降压的过程中不明显影响心率、心排血量和脑血流量。目前临床常用的降压药物有五大类，即利尿药、β受体阻滞药、钙通道阻滞药（CCB）、血管紧张素转化酶抑制药（ACEI）和血管紧张素Ⅱ受体阻滞药（ARB），ACEI和ARB类药物降压起效缓慢，通常数周之后才能达到作用高峰，故不予优先考虑。

(1)利尿药：有噻嗪类、髓袢类和保钾类三类。常用的有呋塞米、托拉塞米、氢氯噻嗪、吲达帕胺。降压作用主要通过排钠，减少细胞外容量，降低外周血管阻力。

适用于轻、中度高血压，对盐敏感性高血压、合并肥胖或糖尿病、更年期女性和老年人高血压有较强的降压效应。联合其他降压药物使用可以增强降压的效果。

这类降压药的主要缺点是易引起低钾血症，同时影响血糖、血脂、尿酸的代谢。

（2）β受体阻滞药：常用的有美托洛尔、阿替洛尔、比索洛尔、卡维洛尔、拉贝洛尔。降压作用可能通过抑制中枢和周围的肾素-血管紧张素-醛固酮系统，以及血流动力学自动调节机制。降压起效迅速、强力。适用于各种不同严重程度的高血压，尤其对于心率较快的中青年患者或合并心绞痛、高肾素活性的患者效果明显；对老年人高血压疗效相对较差。

此类药对伴有支气管哮喘、心动过缓（心率＜60次/分）、中度房室传导阻滞的患者严禁使用。

（3）钙通道阻滞药：钙通道阻滞药又称钙拮抗药，分为二氢吡啶类和非二氢吡啶类。二氢吡啶类有硝苯地平、氨氯地平和非洛地平等，非二氢吡啶类有维拉帕米和地尔硫草等。钙通道阻滞药降压起效迅速，降压效果和降压幅度相对较强，短期治疗一般能降低血压 $10\%\sim15\%$，剂量与疗效呈正相关，与其他类型降压药物联合治疗能明显增强降压作用。

钙通道阻滞药对老年患者有较好的降压效果，对血脂和血糖代谢无明显影响，可用于合并糖尿病、冠心病或外周血管病的患者。禁用于心力衰竭患者。

非二氢吡啶类抑制心肌收缩及自律性和传导性，不宜用于心力衰竭、窦房结功能低下或传导阻滞患者。

（4）血管紧张素转化酶抑制药（ACEI）：常用的有卡托普利、依那普利、贝那普利、培哚普利、雷米普利和福辛普利。降压起效缓慢，逐渐增强，在 3～4 周达到最大作用，限制钠盐摄入或联合使用利尿药可使起效迅速和作用增强。ACEI 有改善胰岛素抵抗和减少尿蛋白作用，适宜于肥胖、糖尿病和心脏病、肾脏靶器官受损的高血压患者。其主要的不良反应是刺激性干咳和血管性水肿,停药后可以消失。对高钾血症、妊娠妇女和双肾动脉狭窄患者禁用;血肌酐过高者应谨慎使用。

(5)血管紧张素Ⅱ受体阻滞药:常用的有氯沙坦、缬沙坦等。其降压作用起效缓慢,但持久平稳,一般在6~8周时才达到最大作用,作用的持续时间能达到24小时以上。使用范围和禁忌证与 ACEI 类药物相似,但其药物不良反应小。

3. 其他 使用降压药物后,患者血压控制良好,但是仍然存在头痛,应考虑合并其他原因的头痛,应及时根据症状实施相应的检查和治疗。如青光眼引起的头痛,应检测眼压,转入相应的专科进行治疗;无明显器质性病变的患者可以尝试使用镇静或抗焦虑类药物,可缓解精神焦虑性的头痛等。

(五)高血压头痛的预防

1. 预防高血压头痛的关键是控制血压 预防高血压头痛的关键在于血压的控制,所以对高危人群和患有高血压人群日常生活的健康管理是预防的关键。国内的流行病学调查显示,高血压患病率随年龄增长而升高;女性在更年期前患病率低于男性,更年期后迅速升高,甚至高于男性;高纬度寒冷地区的患病率高于低纬度温暖地区;钠盐和饱和脂肪酸摄入越高,血压水平和患病率也越高。

原发性高血压目前尚无根治方法,但是大规模的临床试验显示,收缩压下降10~20毫米汞柱或舒张压下降5~6

毫米汞柱,3~5 年内脑卒中、心脑血管病死亡率和冠心病事件分别减少 38%、20%与 16%,心力衰竭减少 50%以上。降压治疗不是目的,降压治疗的最终目的是预防高血压患者并发心脑血管病、高血压肾病和视网膜疾病等。

高血压患者发生并发症往往与血压的高低有密切关系。因此,降压治疗应该确定血压控制目标值。另一方面,高血压常常与其他的危险因素合并存在,如肥胖、高胆固醇血症、糖尿病等,这些都会加重心脑血管病发生的危险,因此应进行综合性防治。

2. 改善生活行为　适用于所有高血压患者,包括使用降压药物治疗的患者。

(1)减轻体重:将体质指数控制在<25,体重降低对于改善胰岛素抵抗、糖尿病、高脂血症和左心室肥厚均有益。

(2)减少钠盐的摄入和增加钾摄入:人群中钠盐的摄入量与血压的水平和高血压患病率呈正相关,而钾盐摄入与此呈负相关。膳食中 80%的钠盐来自于烹调用盐、调味品和腌制食物,所以应当减少烹调用盐,每人每日食盐量不宜超过 5 克。

(3)减少脂肪的摄入:膳食中脂肪量应控制在总能量的25%以下,提倡减少食用红肉(畜肉),增加白肉(禽肉和鱼肉)的食用比例。

(4)戒烟、限制饮酒:彻底戒烟,避免被动吸烟,最好戒酒。对于无法戒酒者,男性每日饮酒量不宜超过 35 毫升纯酒精,相当于 50 度的白酒 70 毫升;女性每日饮酒量不宜超过 17.5 毫升纯酒精,相当于 50 度的白酒 35 毫升。

(5)规律运动:运动可以有效地促进血液循环,减轻体重,改善胰岛素抵抗,提高心血管的调节适应能力,稳定血压水平。可根据年龄和身体状况选择适当的有氧运动,通常为慢跑或步行,一般每周 3～5 次,每次 20～60 分钟。

(6)减少夜间打鼾:鼾症又称为睡眠呼吸暂停综合征,可使人体动脉血氧水平明显下降,从而加重循环系统负担,提高血压。可通过减肥、睡眠时使用阻鼾器或正压呼吸机、手术治疗来减少打鼾。

3. 降压药物治疗对象　包括血压持续升高,改善生活行为后血压仍未获得有效控制的患者;合并糖尿病或已有心、脑、肾等靶器官损害者。

4. 血压控制目标

(1)血压控制指南:原则上应将血压降到患者能最大耐受的水平,最新指南(JNC-8)推荐,60 岁及 60 岁以上老年人血压目标控制在 150/90 毫米汞柱或 150/90 毫米汞柱以下;60 岁以下的血压目标控制在 140/90 毫米汞柱或 140/90 毫米汞柱以下。

(2)控制多种心血管病危险因素:各种心血管病危险因素之间相互作用,控制好所有能控制的危险因素能更好地控制血压,减少靶器官的损害。

5. 降压治疗方案选择　首先是改变生活方式,如果改变生活方式后血压仍然无法达到控制的目标,应开始进行药物治疗。

大多数患者可以单独使用噻嗪类利尿药、β 受体阻滞药、钙通道阻滞药、血管紧张素转化酶抑制药或血管紧张素 Ⅱ 受体阻滞药,治疗应从小剂量开始逐步递增。

患有糖尿病和(或)肾脏靶器官损害的患者,应首选血管紧张素转化酶抑制药或血管紧张素Ⅱ受体阻滞药。单一种类控制不佳者可采用两种降压药物联合治疗。

联合治疗应采用两种降压机制不同的药物。比较合理的两种降压药联合治疗方案是利尿药和β受体阻滞药;利尿药与血管紧张素转化酶抑制药或血管紧张素Ⅱ受体阻滞药;二氢吡啶类钙通道阻滞药和β受体阻滞药;钙通道阻滞药与利尿药或血管紧张素转化酶抑制药或血管紧张素Ⅱ受体阻滞药。

三种降压联合方案最好包含利尿药。降压药和治疗方案的选择应该个体化,根据药物的作用机制、不良反应、患者的血压水平、是否同时患有其他疾病、是否同时使用了其他药物来综合考虑。

降压治疗的益处是通过长期控制血压达到预防靶器官损害的目的,所以高血压患者需要长期降压治疗,尤其是高危和极高危患者。在每个患者确立了有效的治疗方案并控制血压后,仍须继续监测血压,保证患者血压始终在正常范围内,既不能高,也不能低,尤其是高危和极高危患者。不要随意停止治疗或频繁改变治疗方案,停服降压药后多数患者会很快恢复到原来的高血压水平。

6. 有并发症和合并症的降压治疗 高血压的并发症和合并症主要有脑血管病、冠心病、心力衰竭、慢性肾衰竭、糖尿病等,应该针对不同的并发症和合并症选择不同的治疗方案。

(1)脑血管病:已发生过卒中的患者,降压治疗的目的是减少再次发作,血压不宜下降过快或幅度过大,一次降压过程应该缓慢平稳,应保证在不减少脑血流量的前提下来降压。

有颈动脉狭窄、颅内动脉狭窄的患者,不一定能达到降压的目标值。可选用长效钙通道阻滞药、血管紧张素Ⅱ受体阻滞药、血管紧张素转化酶抑制药或利尿药,从一种降压药开始,逐渐增加剂量,尽可能达到降压的目标值,如没达到目标值,可加用第二种降压药,但前提仍然是不减少脑血流量,特别是狭窄动脉供血区的局部脑血流量。

(2)冠心病:高血压合并心绞痛患者,应该选择β受体阻滞药、血管紧张素转化酶抑制药和长效钙通道阻滞药;发生过心肌梗死的患者,应选择血管紧张素转化酶抑制药和β受体阻滞药,尽可能选择长效制剂。

(3)心力衰竭:高血压合并左心室功能不全的患者,应选择血管紧张素转化酶抑制药和β受体阻滞药。

有心力衰竭症状的患者,应采用利尿药、血管紧张素转化酶抑制药或血管紧张素Ⅱ受体阻滞药和β受体阻滞药。

(4)慢性肾脏疾病:降压治疗的目的主要是延缓肾功能恶化,预防心脑血管病发生,应该积极实施,通常要3种或3种以上的降压药方能达到目标水平。

需要注意,血管紧张素转化酶抑制药和血管紧张素Ⅱ受体阻滞药可用于早、中期肾功能恶化,晚期或低血容量时使用可加重肾功能恶化。

(5)糖尿病:糖尿病常与高血压合并存在,为了达到降压目标水平,通常在改善生活行为基础上需要2种以上降压药物联合治疗,同时积极治疗糖尿病。血管紧张素Ⅱ受体阻滞药和血管紧张素转化酶抑制药是首选,可联合其他降压药物协同降压。

三、脑外伤

人们因为意外使脑部受到撞击和各种伤害,在经受脑外伤后往往会伴有头痛。对于这些患者要仔细询问病史,认真做体格检查,包括全面的视诊、触诊。倘若在完成病史询问和体格检查后没有发现明显的皮肤破损、颅骨凹陷,没有发现明显的肢体功能障碍、意识水平改变、精神状态的变化,还应运用其他辅助检查来帮助识别可能的病灶,包括CT。头颅CT是目前辅助诊断颅脑损伤的重要依据,它能显示颅骨骨折、脑挫裂伤、颅内血肿、蛛网膜下隙出血、脑室出血、气颅、脑水肿或脑肿胀、脑池和脑室受压移位变形、中线结构移位等。

若做完头部CT后没有见到颅骨骨折、硬膜外血肿、硬膜下血肿、头皮软组织肿胀等问题时,应该考虑使用头颅MRI平扫＋磁敏感加权成像(SWI)序列来看是否有微小出血灶。这是因为,某些颅内脑组织的损伤通过CT是无法识别出来的,而SWI这项技术由于对去氧血红蛋白等顺磁性的物质敏感,在小静脉或外伤后出血灶方面的显示有其独到的优势。脑外伤后容易并发弥漫性轴索损伤(DAI)。通常是由于颅脑受到钝性撞击伤后,脑灰质与脑白质的惯性加速度不同,形成剪切力造成的,常会引起小血管的撕裂,造成小灶性出血。其好发部位为灰白质交界处、胼胝体、脑干背外侧、小脑上脚、内囊等处。在临床上,轻者可仅出现头痛或脑震荡,重者则出现严重昏迷,呈植物人状态。研究表明,轴索损伤的程度和范围与患者的预后密切相关。SWI

可较好地检出弥漫性轴索损伤伴发的小血管出血。

另外，要重点关注患者的伴随症状，如头晕、恶心、呕吐、耳鸣、注意力不集中、淡漠、嗜睡、遗尿等，这些情况的出现提示患者的病情有可能继续进展，所以要监测患者的生命体征，定时观察患者的瞳孔、意识水平，以便及时发现可能并发的颅内血肿。患者应卧床休息，减少体力、脑力活动，同时给予对症支持治疗并加强精神鼓励，减少患者或家属的焦虑。

（一）脑外伤后头痛的处理

脑外伤后容易并发颅内血肿，包括硬膜外血肿、硬膜下血肿（分急性和慢性两种）、脑内出血、脑室内出血与血肿、迟发性外伤性颅内血肿。因此，对脑外伤后头痛的患者应该留院观察 24～72 小时。前 24 小时内着重观察意识、瞳孔、生命体征及神经系统体征变化，发现变化后应及时给予对症处理，并向家属交代有迟发性颅内血肿的可能，必要时复查头颅 CT。若在这 24 小时内出现意识障碍、瞳孔改变、生命体征变化、高热等情况时，应复查头部 CT，并要做好随时手术治疗的准备。若患者病情变化迅速，在家属同意的情况下，可给予颅内压监测或脑诱发电位监测。要随时保证呼吸道通畅；有颅内高压表现时，给予脱水等治疗，维持良好的周围循环和脑灌注压；有手术指征时，要尽早手术；有脑疝时先予以甘露醇静脉推注，立即手术。

患者瞳孔的改变是尤其要注意的。小脑幕切迹疝早期患侧动眼神经因牵扯受到刺激，患侧瞳孔可先缩小，对光反应迟钝；随着动眼神经和中脑受压，该侧瞳孔随即表现为进行性扩大、对光反应消失、睑下垂,对侧瞳孔亦随之扩大。应区别于单纯颅前窝骨折所致的原发性动眼神经损伤,其瞳孔散大在受伤当时已出现,无进行性恶化表现。视神经受损的瞳孔散大,有间接对光反应存在。

另外要注意的是迟发性外伤性颅内血肿。它是指伤后首次 CT 检查时无血肿,而在以后的 CT 检查中发现了血肿,或在原无血肿的部位发现了新的血肿。此种现象可见于各种外伤性颅内血肿。确诊须依靠多次 CT 检查的对比。

(二)慢性硬膜下血肿与头痛

1. 慢性硬膜下血肿的临床特点　慢性硬膜下血肿是指颅内出血的血液积聚于硬膜下隙,伤后 3 周以上出现症状者。目前,医学界对于血肿的出血来源和发病机制尚无统一的认识。其发生率约占颅内血肿的 10%。血肿常发生于额、顶、颞半球凸面,积血量可达 100～300 毫升。临床表现以颅内压增高为主,头痛较为突出,部分患者有痴呆、淡漠和智力迟钝等精神症状,少数可有偏瘫、失语和局灶性癫痫等局灶性脑症状。本病表现为慢性过程,如能及时明确诊断,经手术治疗后效果满意。疗效欠佳或病死者多因未及时诊治、病情危重或伴有并发症所致。

本病临床表现可有慢性颅内压增高症状,如头痛、恶心、呕吐和视乳头水肿等;血肿压迫所致的局灶症状和体征,如轻偏瘫、失语和局限性癫痫等;脑萎缩、脑供血不全症状,如智力障碍、精神失常和记忆力减退等。本病易误诊为神经官能症、老年性痴呆、高血压脑病、脑血管意外或颅内肿瘤等。中老年人不论有无头部外伤史,如有上述临床表现时,应想到本病可能。

慢性硬膜下血肿可以导致头痛,该病可能为相对独立于颅脑损伤之外的疾病,其出血来源和发病机制尚不完全清楚。本病好发于 50 岁以上中老年人,仅有轻微头部外伤或没有外伤史。有的患者尚患有血管性或出血性疾病。血肿可发生于一侧或双侧,大多覆盖于颞额部大脑表面,介于硬脑膜和蛛网膜之间,形成完整包膜。血肿增大缓慢,一般在 2～3 周后,由于脑的直接受压和颅内压增高两种原因引起临床症状。关于出血原因,可能与老年性脑萎缩的颅内空间相对增大有关,遇到轻微惯性力作用时,脑与颅骨产生相对运动,使进入上矢状窦的桥静脉撕裂出血。血液积聚于硬膜下隙,引起硬脑膜内层炎性反应形成包膜,新生包膜产生组织活化剂进入血肿腔,使局部纤维蛋白溶解过多,纤维蛋白降解产物升高,后者的抗血凝作用使血肿腔内失去凝血功能,导致包膜新生的毛细血管不断出血及血浆渗出,从而使血肿再扩大。慢性压迫使脑供血不足和脑萎缩更加显著,造成此类患者的颅内压增高程度与血肿大小不成比例。早期包膜较薄,如及时对血肿进行直接引流,受压脑叶易于复位而痊愈;久后包膜可增厚、钙化或骨化。

2. 慢性硬膜下血肿头痛的处理

(1)一般治疗:①积极治疗原发病。②适当使用解热镇痛药如索米痛、米格来宁,或少量服用可待因、罗通定等。③对焦虑烦躁者可酌情加用安定药或镇静药,对有抑郁表现者加用抗抑郁药。

(2)针对发病机制进行治疗:①高颅压者给予脱水利尿药,低颅压者给予静脉推注低渗液;也可给予麦角制剂。

②合并肌肉紧张者可松弛收缩的肌肉,给予按摩、热疗、痛点普鲁卡因封闭等。③如累及表浅神经,则可采用封闭治疗。④其他措施,包括置换脑脊液等,还可应用中医针灸等疗法,对改善头痛症状也有一定作用。

四、五官疾病

(一)眼部疾病与头痛

许多眼部疾病能引起头痛,甚至引起剧烈头痛。眼部疾病引起的头痛,称为眼源性头痛。例如,屈光不正及调节异常、眼肌平衡失调、青光眼、虹膜睫状体炎、角膜炎、眼球及眶部感染、肿瘤等,均可引起头痛。

眼部的神经相当丰富,包括视神经、三叉神经、动眼神经、滑车神经、展神经、交感神经。其中,眼球是受睫状神经支配的,睫状神经又分为睫状长神经、睫状短神经。睫状长神经为第 V 对脑神经(即三叉神经)第一支眼支的分支,而睫状短神经共 6~10 条,发自睫状神经节,由三叉神经、动眼神经、交感神经共同组成。睫状神经节位于眼眶深部,在视神经周围进入眼球,为眼球感觉的主要传导神经。三叉神经的第一支眼支为纯感觉神经,分布于眼球的角膜、虹膜、睫状体、上眼睑。由于眼支神经纤维丰富,感觉灵敏,上述部位发生病变时可引起剧烈疼痛。而下眼睑结膜的感觉受三叉神经的第二支上颌支支配。因此,在眼部患有不同性质的疾病时,常刺激和损害支配眼部的神经末梢,从而引起眼部疼痛和头痛。

1. 常见的眼源性头痛

（1）屈光及调节异常所致头痛：这是常见的一类可致头痛的眼部疾病。患有远视、近视、散光、老视、睫状体痉挛等屈光及调节异常的患者，常常伴有程度不等的头痛。这是因为，患者在视物时，尤其是长时间使用眼睛，睫状肌必须进行紧张持久的调节活动才能保证看清物体。睫状肌持久过度的调节活动容易疲劳而引起头痛。

这类患者头痛的特点与其使用目力有关。视物时间越长，头痛就越重；如果闭眼休息，头痛可逐渐减轻或消失。

头痛部位一般在眼眶、额部、颞部，有时可放射至枕部甚至全头。头痛严重时可伴有恶心、呕吐。头痛的性质多为胀痛、钝痛、刺痛。

由于长时间头痛，患者还有可能伴发神经官能症表现，如情绪不稳、失眠、记忆力减退等。

（2）青光眼所致头痛：青光眼是一种严重危害视力并可致失明的常见眼病，其临床表现之一就是眼睛和头部疼痛。青光眼的发病机制主要是房水循环障碍，导致眼压急剧上升而引起头痛。

眼压是指眼球内容物作用于眼球壁的压力，维持正常视功能的眼压数值为10～21毫米汞柱。正常情况下，由睫状肌分泌房水的生成率与排出率处于动态平衡状态，这是保持正常眼压的重要因素。如果这种动态平衡失调，房水形成过量或房水的出路受阻，均会导致眼压增高。当24小时眼压升高超过8毫米汞柱，高压超过21毫米汞柱或两眼眼压差达5毫米汞柱时，应视为异常。当眼压升高达50～80毫米汞柱时，青光眼急性发作，此时指压上眼睑时眼球坚硬如石。如不紧急处理,易致迅速失明。

　　几乎所有急、慢性青光眼都伴有头痛。青光眼所致的头痛通常为病侧持续性剧烈头痛或阵发性加重。疼痛部位初为眼球、眼眶部,后可发展至额颞部三叉神经第一支分布的大片皮区内。

　　青光眼发病存在一定的诱因,如情绪激动、精神创伤、过度劳累、气候突变、暴饮暴食等。多数患者伴有恶心、呕吐。除头痛外,患者多在发病前有虹视现象,即看见灯光周围有"彩虹环"。

　　患者在急性发作后则伴有病侧眼视力急剧下降,严重者仅留眼前指数或光感,同时出现畏光、流泪、角膜水肿混浊及其周围充血。眼底检查有时可见视乳头充血,静脉扩张,有时无法看清。指测时可发现病眼眼压升高,眼球坚硬如石。眼内压力急剧升高时头痛剧烈,呈胀痛或烧灼痛。同时伴有明显的眼部变化及发热、寒战、腹泻、便秘等症状。这类急性充血性青光眼发作时,眼压可以升高到 70～80 毫米汞柱或更高,常会出现剧烈的眼痛、头痛,伴有眼红、视力下降、恶心、呕吐等。

　　很多青光眼患者发病首诊时常去消化内科或神经科,导致病情延误。这种情况应及早到眼科进行急诊治疗,通过药物降低眼压,改善眼内房水循环状况,挽救视功能。必要时需要急诊手术治疗。

　　慢性青光眼的头痛表现与急性青光眼大致相同,但症状比较缓慢。由于眼压缓慢升高,症状常为轻度的眼胀、发酸,伴头痛,症状可自行缓解。随着时间延长,眼球对眼压升高逐渐适应,眼胀、头痛等不适可自行消失,由此常常导致病情延误,待视力明显下降时就诊,病情往往已到了晚期。因此,青光眼患者日常生活中最重要的就是遵医嘱保护好眼睛,一旦发现眼睛不适,应该即刻就医,以保存视力。

2. 眼源性头痛的防治　判断是否为眼源性头痛要注意掌握两点:一是首先有眼痛,病情转变到剧烈时才放射至头部,大多数是由眼部急性炎症或青光眼所致;二是不用眼时无疼痛,视近物或远物后出现疼痛,闭眼小憩则头痛减轻。

如果患有头痛,而且有以上眼源性头痛的相关问题,或各种内科治疗仍不见好转时,应及时去眼科检查眼睛,以得到及时有效的治疗。

(二)鼻窦炎与头痛

鼻窦炎所致的头痛称为鼻源性头痛,也是感染性头痛。感染性鼻源性头痛往往伴有鼻及鼻窦的急性感染,且疼痛有一定的部位和时间。如果疼痛位于前额部、眼眶内上方或全头痛,见于急性额窦炎;上午轻,下午重,见于急性上颌窦炎;早晨重,下午缓解,晚间消失,见于急性额窦炎。

头痛是鼻窦炎的常见症状之一。慢性鼻窦炎者头痛多不明显,仅有局部钝痛及闷胀感,疼痛时间及部位多较固定;急性鼻窦炎或慢性鼻窦炎急性发作引起的头痛较为明显。

1. 急性鼻窦炎头痛　不同部位鼻窦炎,头痛的部位及性质亦不同。

(1)急性上颌窦炎:疼痛多位于上颌窦前壁——尖牙窝处,且可反射至额部及牙槽处。疼痛具有规律性,多晨起时不明显,后逐渐加重,至午后最明显。

（2）急性额窦炎：多表现为前额部疼痛，具有明显的周期性，即晨起后明显加重，中午最明显，午后渐减轻，夜间可完全缓解。

（3）急性筛窦炎：患者可觉内眦或鼻根处疼痛，程度较轻，晨起时明显，午后减轻。

（4）急性蝶窦炎：疼痛定位较深，多不准确，多是眼球后或枕后钝痛，但有时可引起广泛的反射性痛，如牵扯三叉神经常可引起恶心症状。疼痛多晨起轻，午后重。

2. 慢性鼻窦炎头痛　有时间性或固定部位，白天重、夜间轻，且常为一侧，如为双侧者必有一侧较重。前组鼻窦炎者多在前额部痛，后组鼻窦炎者多在枕部痛。休息、滴鼻药、蒸汽吸入或引流后头痛改善，鼻腔通气后头痛减轻。咳嗽、低头或用力时，因头部静脉压升高而使头痛加重；吸烟、饮酒和情绪激动时，头痛亦加重。

（三）鼻咽癌与头痛

鼻咽癌所致的头痛，患者常主诉头胀痛或闷痛，易被当成一般头痛而延误治疗时机。鼻咽癌头痛位于一侧额、颞、面、枕部，初期尚有间歇，逐渐加重，以后变为持续性，有时头痛加剧，夜间更为明显，服镇痛药无效。部分病例以三叉神经痛的症状出现，其原因为早期患者可能是神经血管反射引起，或是对三叉神经第一支末梢神经的刺激所致。晚期患者常是肿瘤破坏颅底，在颅内蔓延累及脑神经所引起。

因此，对久治不愈的顽固性头痛应注意鼻咽癌颅底转移的可能性，需要到耳鼻喉科行鼻咽部检查及颅底 CT 或 MRI 检查。鼻咽癌典型者除头痛外，有鼻出血、脓涕、后吸性血痰、颈部淋巴结转移,鼻咽腔活检可确诊,少数症状可不典型,应多次做鼻咽腔活检以求早期确诊。

(四)中耳炎与头痛

1. 中耳炎所致头痛　中耳炎可以导致头痛。中耳炎可以是化脓性的和非化脓性的。听力的下降是主要症状。非化脓性中耳炎引起的头痛较轻,一般对大脑的影响不大。化脓性中耳炎在急性发作期可以使中耳内压力明显增高,引起头痛,在提拉耳郭时疼痛加剧。同时可以出现发热、听力下降等症状。当炎症发展波及周围组织时会出现一系列的症状。

中耳是一个四方盒样的结构,四壁都是骨头,后壁与大脑的回流静脉毗邻,称之为乙状窦。乙状窦一旦堵塞,会使大脑的血流不能回流到心脏,淤积在脑内,引起脑压增高,出现严重的头痛。中耳的前壁和上壁与大脑的颞叶相邻,颞叶受到损害会出现精神异常,常见的有幻觉、烦躁等。同时也会引起颅内压增高,压迫周围的神经组织,引起明显的头痛和其他神经损害的表现,常见的有面神经瘫痪,出现口角歪斜;展神经麻痹,出现眼球运动障碍,眼球不能朝外侧运动。

2. 中耳胆脂瘤所致头痛　中耳胆脂瘤是一种位于中耳内的囊性结构,而非真性肿瘤。胆脂瘤可继发慢性化脓性中耳炎,胆脂瘤型中耳炎呈现对中耳听力结构和相邻颅骨的进行性破坏,易引起严重不良后果;慢性化脓性中耳炎又可继发胆脂瘤的细菌感染。故本病又可称为伴有胆脂瘤的慢性中耳炎。它可进行性破坏耳及周围结构(如面神经、颅底等），导致听力下降；晚期由于胆脂瘤对周围骨质的直接压迫，以及其基质或其他物质的作用，致使周围骨质脱钙，骨壁破坏，引起严重的甚至是致命的颅内外并发症；如果未侵袭颅板则只引起颅外并发症，常见的有耳后骨膜下脓肿、周围性面瘫、迷路炎等；如果病变已侵袭到颅板进入脑内，将引起颅内并发症，常见的有硬脑膜外脓肿、乙状窦血栓性静脉炎、脑膜炎、脑脓肿，甚至脑疝等，从而导致死亡。

本病以耳内长期流脓、鼓膜穿孔及听力下降为临床特点。患者病史长，耳道长期持续或间断流脓，有特殊恶臭。查体可见松弛部或紧张部后上方有边缘性穿孔，从穿孔处可见鼓室内有灰白色鳞屑状或豆渣样物质，奇臭。听力测试一般有较重的传导性耳聋，如病变波及耳蜗，耳聋呈混合性。颞骨 CT 检查可以精确显示胆脂瘤和骨的侵袭。高分辨率 CT（HRCT）可显示软组织结构范围、听小骨的改变，以及面神经管、半规管、天盖的骨性异常。另外，冠状位 HRCT 扫描可很好地显示面神经管的水平段及膝部、鼓膜上隐窝、前庭窗等结构。对于以上结构的异常，可以提示手术治疗，制定相应的手术计划。

本病经积极手术治疗，多可获得治愈，少数复发的患者可以选择二次手术。伴有并发症如面瘫的患者经手术去除病变，面神经减压之后，可望恢复；侵犯耳蜗全聋的患者，难以恢复听力；病变导致颅内的并发症如颅内脓肿、脑疝、乙状窦血栓性静脉炎多为重症，预后不佳，甚至死亡。本病应该早发现，早治疗。如患者出现听力下降，耳道流水、流脓，应尽早到耳鼻咽喉头颈外科就诊，进行耳道、鼓膜及听力学检测。可疑胆脂瘤的患者进行颞骨 CT 检查明确诊断。尤其是儿童中耳胆脂瘤发展迅速,容易造成颅内外的并发症,甚至死亡。应手术去除病变,预防并发症的发生。

(五)口腔疾病与头痛

深部龋齿、口腔溃疡、牙周病、颌面部间隙感染、牙源性上颌窦炎、疱疹性口炎、颞下颌关节紊乱综合征等口腔疾病,均可导致头痛。

1. 深部龋齿 深部龋齿炎症发展严重时,局部发生肿胀,如果脓液或细菌被吸收入血,在病菌数量多或人体免疫力低下时,可引起败血症或菌血症,常常有包括头痛、发热、寒战等在内的全身症状。

2. 口腔溃疡 口腔溃疡即复发性阿弗他溃疡,又称复发性阿弗他口炎、复发性口腔溃疡、复发性口疮,是口腔黏膜疾病中发病率最高的一种疾病。普通感冒、消化不良、精神紧张、郁闷不乐等情况均能偶然引起该病的发生,好发于唇、颊、舌缘等,在黏膜的任何部位均能出现,但在角化完全的附着龈和硬腭则少见。口腔溃疡有自限性,能在10天左右自愈。该病具有周期性、复发性及自限性等特点。其中,疱疹型口腔溃疡和重型口腔溃疡容易引起头痛。

3. 牙周病 牙周病往往是因为侵犯深部组织引起感染而导致细菌吸收入血,引起败血症或菌血症,从而导致头痛。

4. 颌面部间隙感染 颌面部间隙感染是颜面、颌周及口咽区软组织化脓性炎症的总称。化脓性炎症弥散时称为蜂窝织炎,局限时称为脓肿。它常表现为急性炎症过程,一般化脓性感染呈现红、肿、热、痛和功能障碍;炎症反应严重者,出现头痛、高热、寒战、脱水、白细胞增高、全身不适等中毒症状。

5. 牙源性上颌窦炎 牙源性上颌窦炎是由病牙引起的慢性上颌窦炎,病因比较单纯,并不是所有的牙齿都会引起本病,只限于与上颌窦有密切关系的几颗牙齿,即从门牙算起为上齿列中第4～6枚牙齿。通常,先有牙齿发炎,如尖周炎、牙周炎、牙槽脓肿等上行感染上颌窦底部,进一步扩展为上颌窦炎。其临床表现有头痛、鼻塞、流涕、牙痛等。对慢性上颌窦炎,特别是久治不愈的牙源性上颌窦炎,往往需做上颌窦手术,清除病灶,建立新的引流并需处理病牙。

6. 疱疹性口炎 疱疹性口炎是一种由单纯疱疹病毒所致的口腔黏膜感染性疾病,临床上以出现簇集性小水疱为特征,有自限性,易复发。单纯疱疹病毒感染,主要通过飞沫、唾液及疱疹液直接接触传播,也可通过食具和衣物间接传染。其传染方式主要为直接经呼吸道、口腔、鼻、眼结膜、生殖器黏膜或破损皮肤进入人体。

疱疹性口炎可出现发热、头痛、疲乏不适、肌肉疼痛、淋巴结肿大等症状。病损部位一般在口唇或接近口唇处,主要表现为灼热－起疱－糜烂－结痂过程。

7. 颞下颌关节紊乱综合征 颞下颌关节紊乱综合征是口腔颌面部常见的疾病之一。在颞下颌关节疾病中,此病最为多见。好发于青壮年,以20～30岁人群患病率最高。本病的主要特点为关节区酸胀疼痛、运动时弹响、张口运动障碍等。多数属关节功能失调,预后良好。但极少数病例也可发生器质性改变,还可伴有颞部疼痛、头晕、耳鸣等症状。

（六）五官疾病引起头痛的处理办法

治疗五官疾病引起的头痛，主要原则是在积极处理和治疗原发病的基础上解决头痛症状，这才是有价值的治疗。否则，经过对症处理，头痛可有不同程度的缓解，但还会复发，不能达到理想治疗效果。

1. 眼部疾病所致头痛的处理

（1）用眼过度致眼肌过度收缩所致头痛：患者应闭眼休息，适当使用缓解眼疲劳的眼药水。

（2）青光眼所致头痛：可使用拟副交感神经药物，如毛果芸香碱（匹罗卡品）、卡巴胆碱；β受体阻滞药，如贝娜根、贝特舒；选择性 α_2 受体激动药，如阿普可乐定、阿法根；局部用碳酸酐酶抑制药，如派立明。

2. 鼻窦炎所致头痛的处理　可使用抗生素如大环内酯类抗生素对抗细菌感染；血管收缩药有利于收缩鼻腔肿胀的黏膜，以利鼻窦引流；黏液促排药；抗组胺药；高渗盐水洗鼻；中医中药；超短波透热疗法辅助治疗；鼻窦置换法；手术治疗。

3. 中耳炎所致头痛的处理　属单纯型中耳炎者以局部用药为主，可用抗生素水溶液或抗生素与糖皮质激素类药物混合液，如 0.25% 氯霉素液、氯霉素可的松液、氧氟沙星滴耳液等。属中耳胆脂瘤所致的颅内高压、颅内脓肿或脑疝等，要使用甘露醇降颅压，严重时行手术治疗。

4. 口腔疾病所致头痛的处理　属牙源性疾病引起的剧烈头痛，可能提示感染加重，需要根据血培养来正确使用抗生素治疗。

5. 颞下颌关节紊乱综合征所致头痛的处理

(1)封闭疗法:可矫正咬合关系,用 0.25％～0.5％普鲁卡因 3～5 毫升做翼外肌封闭,穿刺点在乙状切迹中点,垂直进针,深度 2.5～3 厘米,回抽无血时注药。此疗法常用于张口过大的患者。治疗的同时要纠正不良习惯(如单侧咀嚼),并防止张口过大等。

(2)氯乙烷喷雾配合按摩:可缓解咀嚼肌痉挛,喷时氯乙烷要呈雾状,间断喷射,配合按摩,防止冻伤,并要注意保护眼、耳,远离火源。

(3)针刺疗法:取穴下关、听宫、颊车、合谷,配翳风、太阳。超短波、离子导入、电兴奋及磁疗等局部理疗有一定疗效。

(4)特异性治疗:神经痛可行受累神经阻滞治疗,如枕大神经、颈神经、三叉神经周围支封闭。三叉神经痛还可给予半月神经节阻滞、射频热凝及微血管减压术等。

(5)对症镇痛治疗:选择合适的镇痛药物,缓解或消除头痛症状。较轻的头痛可选用阿司匹林、对乙酰氨基酚、吲哚美辛等非甾体类抗炎药。较重的头痛可应用哌替啶(度冷丁)、曲马多、吗啡等麻醉用药。神经痛可选用卡马西平、加巴喷丁等抗癫痫药物,伴抑郁焦虑者给予氟西汀、帕罗西汀等抗抑郁药物。针灸、理疗、中药可用于各种头痛的辅助治疗。

如上述治疗无效,应寻求专科医生的帮助。

五、心理疾病

心理疾病也称精神疾病,是由于内外致病因素作用于人的身心而造成脑功能障碍,破坏了人脑功能的完整性和人体与外部环境的统一性所致。心理疾病涵盖的范围很广,并不是人们通常认为的只有精神失常等症状才属精神病,只要出现精神症状或心理障碍都属于心理疾病的范畴。如人的社会经济生活压力过大、工作和学习紧张所致的病症,甚至是吸烟上瘾、饮酒上瘾等都属于心理疾病,男女老少均可发生。

(一)心理疾病与头痛的共存关系

由心理疾病引起的头痛十分常见,近些年来在各类人群中不断增加,并呈低龄化趋势。医学界至今对心理疾病与头痛之间的内在联系尚未完全明了。有学者提出"精神病共病"的术语,描述了它们的共存关系,而非因果关系。心理因素是头痛的诱发因素,也是易损因素。研究表明,头痛与一些精神障碍共患,包括重症抑郁、情绪恶劣性障碍、惊恐障碍、广泛性焦虑、躯体化障碍、适应障碍等。在青少年中,偏头痛、紧张性头痛常与睡眠障碍、分离焦虑、恐学症、适应障碍、学习障碍、行为障碍共患。共患的精神障碍会加重头痛的频度和程度,对治疗的反应较差。因此,分析患者可能存在的心理障碍对头痛的治疗十分重要。

（二）心理疾病所致头痛的特点

心理疾病引起的头痛，疼痛部位不定，可以局限在额、颞叶、枕叶等部位，也可以弥漫全头；头痛的性质也多种多样或含糊不清，患者很难说清楚自己的头痛是一种什么样的头痛。头痛持续不断，经年累月，用患者自己的话来说，就是"一天到晚头痛，没有不痛的时候，忙的时候才想不起头痛"。这种头痛来得比较缓慢，仿佛似有似无，患者总觉得昏昏沉沉的，很不清晰，虽然并不怎么影响正常生活，但患者总觉得它像紧箍咒一样，让人的头部不舒服、大脑不清醒，使患者无法静下心来好好地工作、学习；头痛常呈波动性，疼痛与情绪改变、疲劳、紧张、失眠，甚至与天气的变化有关。天气晴朗时，头痛的症状可能会轻一些；天气不好时，头痛的症状会随之加剧。同时，头痛还可合并大脑皮质功能减弱的症状，如头晕、睡眠不佳、记忆力减退、注意力不集中，以及自主神经功能紊乱，伴有多汗、心慌、胸闷、手抖、阵发性脸红等。这种患者往往自己讲起来症状很多，全身不舒服，但是检查却找不出器质性病变，很少发现客观的阳性检查结果。

（三）焦虑、抑郁与头痛

头痛与焦虑、抑郁之间明显相关，相互影响。研究资料显示，在慢性头痛的患者中，有69%的患者有普遍性焦虑；25%的患者有重症抑郁。目前认为，慢性头痛、偏头痛可能与抑郁、焦虑有着共同的病原学因素；头痛可以引起焦虑和抑郁，焦虑和抑郁会加重头痛症状，反之亦然。

对临床患者进行诊断时,要注意头痛患者可能同时有抑郁障碍和焦虑障碍;抑郁障碍、焦虑障碍者也会有头痛。偏头痛常在情绪不佳或低落时发生。紧张性头痛常与身心疲惫、人际关系紧张及某些情绪波动等原因密切相关。并且在发病过程中,由于头痛反复发作,患者心理负担加重,情绪更难保持稳定,容易产生新的焦虑、抑郁。

(四)头痛的心理治疗及其意义

对于有头痛症状的患者,心理治疗不仅很有必要,而且对原发疾病的康复也有十分重要的意义。

1. 头痛的心理疗法 头痛的心理疗法主要包括支持疗法、行为疗法、森田疗法等。

(1)支持疗法:对头痛患者采取精神上的安慰、支持、劝解、疏导,培养兴趣,调整环境等称为支持疗法。如果自己患有头痛则要学会倾诉,找心理医师或自己的亲朋好友分析自己的发病情况以获得有利的建议;同时,也可以培养一些兴趣爱好,使自己的注意力转移到别的事情上。

(2)行为疗法:行为疗法的指导思想是,人具有自我调整和自我控制的能力。人的健康行为是从外界的复杂环境中学习得来的。因而,可以通过学习来调整和改造心理上的异常行为,以建立新的健康行为。简而言之,就是用新的训练和方法,改造旧的病理行为。如果患了头痛,应进行一定量的身体活动、体育锻炼和足够的社会生活及规律性的放松。对于一些不良嗜好如吸烟、喝酒,要逐渐戒除。同时,学会识别与自己头痛有关的食物,如巧克力、咖啡等,以防止以后再食用。

（3）暗示疗法：如果患了头痛，患者要通过不断地给自己一种积极暗示，以达到减轻头痛的目的。

（4）森田疗法：其核心是"顺其自然"。要顺应自然地接受自己的症状和不良情绪，对症状不能抵抗，自己的行动和态度也不要受症状的干扰，努力去做自己应该做的事情，像正常人那样生活、学习、工作。主要包括：①患者要认清头痛症状的本质，从而使自身的心理状态发生变化，为治疗发挥重要作用。②对客观事物的正确认识与积极服从，如果对不安、恐惧等本来正常的心理反应产生抗拒之心，就会进一步增加痛苦。③应该将自己的注意力从自觉症状上转移开，采取顺应自然的态度，在不知不觉中把注意力集中到所做的事情上去。

2. 心理治疗的现实意义　在治疗头痛的同时，积极地进行心理治疗，对头痛的缓解和痊愈都有着极其重要的意义：可以减少患者用药的剂量，提高用药效果，降低药物不良反应；能在患者头痛逐渐好转的同时，使心理状态得到改善。这样有利于头痛的治疗，防止产生药物依赖，达到治疗的良性循环状态。

六、其他全身性疾病

（一）带状疱疹引起的头痛

带状疱疹病毒进入神经系统后，隐藏在膝状神经节、三叉神经节或脊神经根，可持续潜伏多年而无任何临床症状，有人甚至终身不发病。但是，随着人的年龄增长或机体免疫力下降,带状疱疹病毒会再次活化,引起带状疱疹。如果三叉神经某一支感染了带状疱疹病毒后,会引起这一支配区的带状疱疹和剧烈的疼痛,即使度过急性期,疼痛仍会持续,成为疱疹病毒感染后神经痛。如没影响到脑神经,则不会引起头痛。

带状疱疹引起头痛的处理与疱疹病毒感染后神经痛相同,首先使用抗病毒药物阿昔洛韦或更昔洛韦。具体用药方法如下:阿昔洛韦口服,每次 0.8 克,每日 5 次,7~10 日为 1 个疗程。更昔洛韦注射液每日每千克体重 5 毫克,以恒定速率静脉滴注,每日 2 次,每次滴注时间 1 小时以上,连用 2 周。如局部有带状疱疹,应用阿昔洛韦软膏外用。镇痛可用卡马西平、普瑞巴林、苯妥英钠和加巴喷丁;布洛芬、吲哚美辛(消炎痛)、萘普生、萘丁美酮、吡罗昔康、保泰松、双氯芬酸、芬布芬、酮洛芬、酮咯酸、四氯芬那酸、舒林酸、托美丁等非甾体类抗炎药也有效;三环类抗抑郁药阿米替林及 5-羟色胺再摄取抑制药亦能起到镇痛效果,但不主张用吗啡类镇痛药。

(二)感冒引起的头痛

1. 感冒与头痛的关系 感冒是常见多发的呼吸系统疾病,绝大多数为病毒感染而引起。感冒的一般症状有咽痛、咳嗽、鼻塞、流涕等,部分人会发热,头痛是发热的伴随症状,发热还可引起疲乏无力、胃口差、全身酸痛等,有些患者不发热也会头痛。感冒不一定都会发热、头痛,但发热出现的头痛则多属于神经性头痛,这是由于感冒病毒致使外周炎性物质刺激神经末梢而产生头痛。

2. 对感冒性头痛的处理 目前还没有治疗病毒性感冒的特效药物。对于感冒,我们不主张用药尤其是抗生素之类的药物治疗。伴有头痛的感冒,只要感冒好了,头痛会随之而消失。对感冒性头痛的处理应把握以下三方面。

(1)注意休息和调养:感冒后,一般情况下只要患者注意休息,多喝白开水,清淡饮食,7～10天就可自愈。对于感冒性头痛症状相对严重的患者,若影响到工作时,最好及时请假病休,放下工作,要避免做那些体力消耗较大的工作。通过一段时间的休息和调养,感冒性头痛就会好转或康复。

(2)感冒后最好不用抗生素等药物治疗:只有当合并其他病菌感染时才需要使用抗生素,进行对症支持治疗。对较重的感冒性头痛,有的人难以忍受,可服用解热镇痛的布洛芬、吲哚美辛等非甾体类抗炎药,能有效缓解感冒性头痛症状。

(3)进行心理治疗:劝导患者不要刻意地去想头痛,在很多情况下,想得越多疼痛的感觉会越重。尤其是头痛这种症状,越痛越烦,越烦越痛,所以在治疗时要注意帮助患者进行心理调节,让患者用合适的方式去释放自己心中的郁闷和不快,减少精神紧张和压力。患者可以适当听一些喜欢的轻音乐;日常生活中要注意多休息,做一些放松身体的活动;平时要注意饮食,避免生冷油腻的食物。这对感冒的康复及缓解头痛都有一定的帮助。

(三)月经性头痛

1. 月经性头痛的病因与特点 女性经期发生头痛多为偏头痛,这是一种与卵巢周期变化有关的特殊类型的偏头痛。这类头痛可以发生在月经之前、之后或月经期间。不少月经性偏头痛患者在排卵期加重，在非经期的其他时间也常有偏头痛发作。偏头痛发生在经期时症状会更严重，持续时间相对较长。经期偏头痛的发生主要与雌激素水平、前列腺素和遗传因素等密切相关。试验表明，女性雌激素水平偏低时，偏头痛的发生率增加；经期时雌、孕激素的撤退使子宫内膜脱落和前列腺素释放，过量的前列腺素进入血液循环会引起头痛症状。

2. 月经性头痛的防治

(1)对中、重度月经性头痛的治疗：曲坦类药物和双氢麦角碱是治疗偏头痛的特异性药物。月经性偏头痛发作时如疼痛呈中、重度反应，或者影响了患者的日常生活与工作、学习，应该用曲坦类药物或双氢麦角碱类药物进行治疗。

(2)对轻度月经性头痛的治疗：偏头痛发作时疼痛程度较轻或偏头痛发作对患者的日常生活与工作、学习影响不大，应该用非甾体类抗炎药(布洛芬、萘普生、普鲁氯嗪、对乙酰氨基酚及阿司匹林等)治疗。

(3)避免使用阿片类药物：月经性头痛无论轻重如何，均应尽量避免使用阿片类药物。

(4)对月经性头痛的预防性用药：月经性偏头痛也有发作规律，患者可注意掌握和确定发作的时间和月经周期规律，在头痛发作前三天服用预防性药物，持续数天；若月经不规律，应在月经来的第一天，或患者感到月经将要到来时，开始用预防性药物。如头痛可发生在月经前、月经中及月经后任何时间者，预防性药物治疗的时间要足够长。

目前临床应用表明，最有效的预防性药物包括丙戊酸钠、托吡酯、美托洛尔、普萘洛尔(心得安)、噻吗洛尔等。

(5)调节饮食和情绪:这也是月经性偏头痛治疗的一个重要组成部分。患者要做到不挑食,不饮酒(特别是红酒),少吃动物肝脏和巧克力,少喝含酒精的饮料;保持健康的生活方式,保证充足的睡眠,生活起居要规律,保持良好的情绪,加强锻炼。这些对月经性偏头痛的防治都大有裨益。

(四)咳嗽性头痛

咳嗽症状分为原发性和继发性两种。原发性咳嗽是指不能用其他疾病很好地解释而发生的咳嗽;继发性咳嗽则是由其他疾病原因导致的咳嗽,患者大部分是颅底畸形,包括小脑扁桃体下疝、颅底凹陷症、颅底扁平症,其余病因包括脑脊液压力降低、颈动脉或椎-基底动脉疾病、颅中窝或颅后窝肿瘤、硬膜下血肿、脑动脉瘤、可逆性脑血管收缩综合征等。

原发性咳嗽引起的头痛,原称为"良性咳嗽性头痛"或"Valsalva 动作性头痛",是人在咳嗽或深吸气后声门紧闭,并用力做呼气动作时诱发的头痛,不伴有任何颅内疾病。原发性咳嗽引起的头痛是一种罕见的症状,占所有头痛门诊患者的 1% 或更少。原发性咳嗽性头痛在咳嗽后立即出现,并达到高峰,几秒到几分钟内逐渐缓解;不过,有一些患者会有持续 2 小时的轻到中度头痛。头痛的部位通常位于脑后部,发病年龄多在 40 岁以上,头痛的严重程度与咳嗽的频率有很大关系。约 2/3 的咳嗽性头痛患者有其他相伴症状,如眩晕、恶心及睡眠障碍。

1. 咳嗽性头痛的原因与临床表现

(1)原因:对咳嗽引起头痛的原因,一般认为与咳嗽引起的短暂性颅内压增高有关。颅腔是一个相对恒定的空间,当咳嗽时大脑静脉扩张使颅内压增高,可引起大脑组织向枕骨大孔处移位,造成组织、血管和硬脑膜的牵拉,使脑组织推至颅骨腔面,颅骨腔面是疼痛敏感结构,会触发头痛。一般正常人咳嗽时不会引起头痛,可能是由于脑组织被牵拉的程度和方向未达到某种程度。

(2)临床表现:咳嗽性头痛的典型临床表现为双侧突发性的短暂针刺样锐痛,历时短暂,不伴有恶心、呕吐、眼结膜充血、流泪、鼻塞、流涕等症状。头痛由咳嗽或其他特殊动作所诱发,疼痛程度几乎在同时达到顶峰,在随后的数秒至数分钟内迅速减轻,有时疼痛会在最高峰持续数秒钟。大多数患者在发作间期无症状,但有一些患者可在一次发作后紧随一个持续数小时的头部钝痛,从而使患者误以为是持续性头痛。头痛绝大多数是双侧的,但也有个别患者为单侧性头痛。

2. 检查和诊断 神经影像学检查对诊断咳嗽引起头痛的病因有很大的帮助,头颅 CT 和 MRI 检查正常并不能完全肯定是原发性咳嗽性头痛,如低颅压性头痛在咳嗽时也会引起头痛,它的头颅 CT 和 MRI 检查正常,需要腰穿测量脑脊液压力才能诊断。此外如脑脊液漏,头颅 CT 和 MRI 也可能正常,增强扫描可能增加阳性率,但正常(阴性)不能排除。

根据国际头痛疾病分类第三版,头痛仅在咳嗽、用力或深吸气后紧闭声门并用力做呼气时突然发生,头痛持续时间在 1 秒至 2 小时,有两次这样的头痛发作,而且不能用其他疾病很好地解释,就可以诊断为原发性咳嗽性头痛。

3. 防治　由于原发性咳嗽性头痛发作时间短暂,因此应以预防为主。消除咳嗽的病因,避免可能诱发头痛的动作,对原发性咳嗽性头痛的预防有着积极的作用。对能查出病因的咳嗽引起的头痛应针对病因治疗,颅底畸形、颅内肿瘤可采用手术治疗,脑脊液压力降低者采用静脉滴注生理盐水。如暂时不能手术者,可用镇咳的药物或其他方法预防咳嗽。一般不宜用镇痛药。有报道认为,吲哚美辛可能是一种有效的治疗药物,能缓解症状。

原发性咳嗽性头痛预后较好,约 70% 的患者经治疗而缓解或数年后自行缓解,有近 30% 的患者头痛无任何变化,将持续终身。

(五)冷刺激性头痛

冷刺激性头痛有两种:一种是外部寒冷刺激引起头痛,而且只是头部受到外部寒冷刺激后发生或外部寒冷刺激时发生,头痛部位多位于头部正中,呈一种强烈的、持续时间很短的刺痛,离开寒冷刺激环境后 30 分钟内可缓解。冷刺激性头痛在温度很低环境下,头部又未采取相应的保暖措施时容易发生;在冬泳、潜入寒冷的水中或接受冷冻疗法时也可能发生这种头痛。另一种是指摄入或吸入寒冷刺激引起头痛,曾称为"冰淇淋头痛",不只食用冰淇淋时发生,食入其他冰冷的食物或吸入冷空气时也会发生,寒冷刺激上腭或咽后壁后出现头痛,头痛部位多位于前额或颞部,持续时间很短,但疼痛可能十分剧烈,除去寒冷刺激后 10 分钟内疼痛可以缓解。

冷刺激性头痛患者在头痛前双侧颞动脉及其分支呈痉挛状，头痛期间动脉怒张、充盈、搏动增强。在寒冷的环境下，或者咽下或吸入冷刺激物时，冷刺激反射性地引起颞动脉痉挛，当痉挛达到最大限度时，就转为被动性扩张，血流冲击扩张动脉壁上的痛觉神经末梢，引起头痛。

1. 诊断　根据国际头痛疾病分类第三版，外部冷刺激引起的头痛诊断标准是有两次仅在外部冷刺激的作用下发生头痛，而且在脱离冷刺激30分钟内头痛消失，又不能用其他疾病来解释，就可以诊断。

咽下或吸入冷刺激引起头痛的诊断标准是有两次上腭和（或）咽后壁接触冷的食物、饮料或吸入冷空气后立即出现前额或颞部头痛，而且解除冷刺激后10分钟内头痛消失，又不能用其他疾病来解释，就可以诊断。

2. 防治　冷刺激性头痛的治疗，就是远离寒冷的环境和不从口摄入或鼻吸入低温的冷刺激食物与空气。防治冷刺激性头痛的关键是预防，避免食用冷的食物、饮料或吸入冷空气。如果出现头痛症状，应立即离开寒冷环境，停止食用冷的食物、饮料或吸入冷空气。正常情况下，离开寒冷刺激数分钟至1小时内头痛会减轻或消失，如果这些措施仍然不能缓解头痛或头痛持续时间过长，应及时去医院就诊。

（六）睡眠性头痛

睡眠性头痛又称为"睡眠性头痛综合征"或"闹钟头痛"，这种头痛仅在睡眠中发生且反反复复发作，头痛导致难以睡眠。头痛一般持续15～180分钟，个别持续时间更长。多数患者几乎每天头痛,偶有每月发生不到 15 天的患者。

睡眠性头痛常在 50 岁后起病,偶见于青年人。多数为轻到中度头痛,近 20% 为重度头痛。约 2/3 的患者头痛为双侧,极少数为单侧。睡眠性头痛在头痛发作期一般不伴有其他症状,偶尔伴有恶心、畏光和畏声等。

1. 病因与诊断 临床观察表明,绝大多数睡眠性头痛发生在快动眼睡眠时相。有快动眼睡眠时相的部分人血压增高,提示头痛可能与血压升高有关,但至今没有找到肯定的证据证明睡眠性头痛发作与睡眠阶段有关。

国际头痛疾病分类第三版中睡眠性头痛的诊断标准:①有两次仅在睡眠中发作的、能导致患者痛醒的头痛。②头痛至少持续 15 分钟,痛醒后持续觉醒时间为 15 分钟至 4 小时。③连续 3 个月以上每月发作 10 天或 10 天以上。④头痛发作期间无自主神经症状或烦躁不安。⑤不能用其他疾病来解释。

睡眠性头痛的发生率低,容易与常见的睡眠呼吸暂停、夜间高血压、低血糖、丛集性头痛和药物滥用混淆,要对其鉴别。一般来讲,进行睡眠呼吸监测、头颅 MRI 及 24 小时血压监测可以排除这些症状性睡眠性头痛。

2. 防治 睡眠性头痛的治疗,分为头痛急性发作期治疗和预防性治疗。

(1)急性发作期治疗:急性发作期治疗的目的在于减轻和终止头痛发作,主要用阿司匹林。

(2)预防性治疗:其目的在于减少发作次数,锂盐是多数文献推荐的最有效的首选药物;其次是氟桂利嗪,据报道其疗效与锂剂相近;吲哚美辛、褪黑素也有较好的效果,晚间饮用咖啡也是一种可选择的有效办法,并不会影响睡眠性头痛者的睡眠。此外,睡眠行为疗法和物理疗法也是预防性治疗的有效辅助治疗方法。

(七)颈椎病性头痛

由颈椎病引起的头痛,可称为颈椎病性头痛。随着年龄的增长和骨骼的老化,颈椎逐渐发生退行性改变,加上长期的慢性劳损或急性损伤,使颈椎间隙狭窄,颈椎间关节韧带松弛,颈椎失稳,颈椎间的异常活动增加,刺激颈椎骨质增生及其周围软组织充血水肿,压迫或刺激颈神经,使头颈部肌肉痉挛而出现头痛。

颈椎病引起的头痛很常见,主要特征是一侧颈部固定部位的疼痛,用手指按压颈部肌肉或头部转动时可诱发典型的头痛,并且会有自前向后的放射痛。这是典型颈椎病性头痛的特征,但无特异性。有些颈椎病性头痛只有头部疼痛,没有颈部疼痛。除头、颈痛外,可伴有恶心、呕吐、畏光、畏声。

1. 临床特点 颈椎病性头痛的特点有以下几点:①持续的枕部或枕下部头痛,特别是单侧头痛。②颈部活动时头痛加重或原来的头痛发生改变。③患者头和颈部经常处于一种异常的或强迫性体位(如弯向一侧)。④枕部或枕下部及颈部有触痛或压痛,尤其是在深按压枕下部时可加重或再现头痛。⑤颈部活动受限。⑥头痛伴有一侧上肢麻木、无力等。⑦突然转动颈部或高举上肢时头痛往往加剧。

2. 诊断 国际头痛疾病分类第三版中颈椎病性头痛的

诊断标准是：有临床、实验室、影像学证据表明颈椎或颈部软组织有能引起头痛的疾病或损伤。以下这 4 个能证明头痛与颈椎病变有因果关系的证据中，至少有两个就可以诊断为颈椎病性头痛：①头痛发作与颈部疾病或颈部损伤有时间相关性。②颈部疾病或损伤改善后，头痛症状也有明显的改善或缓解。③颈部活动范围缩小，颈部受到刺激后头痛明显加重。④颈部痛点封闭或阻断其支配的神经后头痛完全消失。⑤不能用其他疾病来解释。

3. 治疗　颈椎病性头痛的治疗，分为药物治疗与非药物治疗两类。

（1）药物治疗：常用的治疗药物包括镇痛药、镇静药、抗痉挛药、糖皮质激素、血管扩张药及中草药。目前尚没有治疗颈椎病性头痛的特效药物。

疼痛较轻、病程较短、发作频率较低的患者，首选非甾体类抗炎药。

病情严重的患者短期内使用糖皮质激素能明显减轻疼痛。小剂量三环类抗抑郁药及抗癫痫药通常也可减轻疼痛。肌松药如盐酸替扎尼定和巴氯酚亦有类似镇痛药的作用，对颈椎病性头痛有效。

神经阻滞治疗是短期内缓解疼痛的一个有效方法。如采用局部麻醉药联合镇痛、抗炎药，精确地阻断与疼痛相关的神经，特别是阻断与痛觉传导通路有关的神经，从而达到缓解疼痛的目的。神经阻滞的方法主要有颈椎旁神经阻滞、硬膜外神经阻滞和星状神经节阻滞等。神经阻滞方法有不同的适应证和禁忌证，需要依据患者的不同情况个体化选择。

（2）非药物治疗：理疗和体疗也可用来治疗颈椎病性头痛。按摩和推拿手法可以矫正局部小关节的紊乱，改善局部血液循环，缓解颈部疾病的症状，从而使头痛得到缓解或康复。

七、特殊情况下发生的头痛

在一些特殊情况下也会出现头痛，如高原反应、潜水及剧烈运动后均可造成头痛，造成头痛的原因大都是脑组织缺血缺氧引起。当出现头痛时，首先应积极解决原发病，从源头避免或消除有害因素，缓解头痛；其次应及时予以对症治疗，必要时到医院寻求系统治疗。

（一）高原反应性头痛

高原反应性疾病是人体急性暴露于低气压和低氧的海拔较高的环境后，因难以适应而产生的各种病理生理性反应，是高原地区特有的常见病。

发生高原反应性疾病的原因是：高原与海拔低的环境相比，气压和空气中氧气的含量存在很明显的差别，人从低海拔至一个高海拔环境，即从一个高气压和高氧的环境进入到一个低气压和低氧的环境，吸入空气中的氧气含量低，造成机体低氧血症，进而出现一系列的病理生理过程，如脑组织水肿及肺水肿。当人体在低氧血症时，触发外周化学感受器，使肺部过度换气；与此同时，交感神经兴奋，心率增快，并且低氧血症可使血管更加扩张，从而导致头痛等病症的发生。

高原反应性头痛产生的原因很可能是由于机体低氧血症使脑部血管扩张，以及随后而来的脑组织水肿造成的。人体大脑代谢旺盛，脑组织对缺氧的耐受性最低，一旦出现急性脑缺氧，使脑组织血管扩张、血流量增加、颅内压增高，大脑皮质兴奋性增高，就会出现头痛、恶心等不适。如果没有及时采取治疗措施，脑组织缺氧加重，脑组织无氧代谢，生成三磷腺苷（ATP）减少，就会形成水钠潴留，造成脑组织水肿。

急性高原反应为自限性疾病，一般在 24～48 小时可自行缓解，部分可能进一步发展成为高原脑水肿或高原肺水肿。高原脑水肿表现为顽固性的头痛、呕吐，甚至昏迷，颅脑 MRI 可见微出血。

急性高原反应早期最主要的症状是头痛，常表现为前额部和双侧颞叶的跳痛，夜间或早晨起床时疼痛加重，并伴有厌食、恶心、头晕、宿醉感。

海拔在相同时间内提升得越快，发生高原反应的可能性越大，初到高海拔地区的第一晚高原反应比较重。当人从海拔较低的地区迅速暴露于海拔较高的地区，如从海拔 2 500 米急至海拔 3 000 米时，发生急性高原反应的概率为 8%～25%，而急至海拔 4 500 米时，急性高原反应发生率为 40%～60%。

1. 高原反应性头痛的处理和治疗　高原反应性头痛一般发生在高原反应早期，旅行者需要予以重视，积极防止进一步恶化成为脑水肿和（或）肺水肿对生命与健康的威胁。一旦出现头痛，需进行以下处理。

（1）发生高原反应性头痛应及时停止行动：出现头痛

后,如果继续进入更高的海拔区域或进行剧烈的运动,机体的低氧症状会进一步发展,所以发生头痛后不要继续进入更高的海拔区域,不要进行剧烈的运动,以休息为主,可用口呼吸,增加机体通气量,轻度活动可使头痛症状减轻。

(2)注意体内营养和水的供给:糖在低氧环境可迅速进行能量代谢,葡萄糖是脑组织唯一的能量来源;蛋白质可使细胞代谢改善,促进氧的利用;维生素类可以减轻或预防缺氧造成的呼吸酶活性降低。因此在高原反应性头痛初期,可食用高糖、高蛋白、高维生素饮食,如胡萝卜等各种蔬菜。高原空气干燥,需多饮水,少吃产气的食物如大豆。

(3)进行必要的对症治疗:轻度头痛症状可以不服用药物,应以休息为主,一般经一段时间的休息调养可自行缓解。

一旦出现比较严重的头痛,需及时到医院治疗。如果症状较重,可服用镇痛药物,如布洛芬(芬必得)口服,每次400毫克,每日3次;或对乙酰氨基酚口服,每次500～1 000毫克,每日3次。如果患者出现脑水肿和顽固性头痛,可静脉滴注或肌内注射地塞米松,每次4毫克,每日4次;同时需要吸入高压氧,缓解低氧血症;针对恶心、呕吐,可服用止吐药物,如甲氧氯普胺(胃复安)等。

2. 高原反应性头痛的预防　引起高原反应性头痛的危险因素主要是:绝对的高海拔;人从低海拔向高海拔的上升速度;个人身体因素;既往是否经过相关锻炼。高原反应的预防也要围绕着这些危险因素采取相应的方法和措施。

(1)缓慢上升至高海拔地区:预防高原反应的最好措施是缓慢上升至高海拔区域。当上升的海拔高度达到2 500米时,晚上停留休息的地方不要高出前一天停留区域海拔

300～350米,否则会增加发生高原反应的可能性。

(2)提前训练对高海拔地域的适应性:在准备进入高海拔地域时,先进行身体适应性训练,提高机体的耐受力。

(3)服用药物预防高原反应:当不能缓慢提高海拔时,可服用一些药物预防高原反应的发生。例如,可口服乙酰唑胺,每次250毫克,每日2次,能加快肾脏 HCO_3^- 代谢,其不良反应可能会引起感觉异常;在无法耐受乙酰唑胺时,可改用地塞米松,每次4毫克口服,每日2～3次。

(4)采取吸氧措施补充高海拔缺氧:可以携带氧气瓶或便携式氧气袋,也可以在当地氧吧吸氧。

(5)做好心理调节:保持良好的心情对预防高原反应很有必要。进入高原前要了解高原的地理环境、含氧量,以及机体在高海拔下发生的适应性改变,正确认识高原反应,减轻心理压力。

(二)潜水所致头痛

潜水时发生的头痛是由于潜入深水后水温较低,水中的压力比陆地的气压显著增高,同时又不能像在陆地上那样自由呼吸,容易出现血液和大脑等机体组织缺氧,导致一系列生理反应而引起头痛。

1. 潜水所致头痛的对症处理 当水温较低时,有慢性鼻炎的潜水者会因低温受凉而加重鼻炎,出现头痛、鼻塞、嗅觉降低。患者上岸后应多饮水,可口服解热镇痛药布洛芬等。

在水中时间过长,人体血液积聚在下肢,容易使脑组织缺血缺氧而引起头痛。出现症状后,潜水者需要迅速上岸休息,用热毛巾敷头,喝一杯热开水,稍等片刻,头痛等不适症状就会自行缓解、消失。

潜水者潜水越深,水中的压力越大,因人体组织压力变化不大,人体周围环境与体内组织出现压力差时,容易出现压力差损伤。例如,当水中的压力很大时,上颌骨、额骨、蝶骨及筛骨内含气空腔(鼻窦)内的压力并未明显增大,这样形成的压力差会造成鼻窦损伤,进而出现头痛、鼻出血等症状。头痛可能表现在额部、内眦鼻根处、颅底,或者眼球深部疼痛。这时,潜水者应及时上岸休息,并应用减轻充血的药物治疗,如羟甲唑啉喷雾剂,或麻黄碱滴鼻液滴鼻。若疼痛难耐,可服用镇痛药物。必要时应用抗生素,控制感染。

2. 潜水者须防治减压症 如果人体从深水高压状态急速上升到浅水或陆地,压力急速降低,就会出现头痛等减压症。

严重的减压症可能会形成机体内空气栓塞,阻碍血管内血液流动,造成凝血功能改变,引起脑梗死,出现意识丧失、偏瘫等一系列病理生理变化的病症。大面积脑梗死引起脑组织水肿,使颅内压增高,出现头痛,多在晚间或晨起时出现症状,患者咳嗽、低头、用力时头痛加重。头痛部位常在额部或双侧颞部,也可位于枕下或眼眶周围。头痛剧烈时,常伴有恶心、呕吐。若较长时间颅内压增高症状不缓解,可能造成视神经萎缩等。

出现减压症时,患者需要及时进入高压氧舱,在高压状态可防止病情发展,明显缓解病情;切记不能在短时间内搭乘飞机或进入低压地区。

当出现颅高压时,最重要的是脱水治疗,降低颅内压。

可给予甘露醇、甘油果糖脱水治疗；还可使用利尿药脱水治疗；予以亚冬眠加用物理降温使机体处于低温状态。冬眠低温可以降低脑代谢率和耗氧量，保护脑组织，防治脑水肿。

预防减压症，需要在潜水前做好体格检查，并做好潜水前的训练和各项准备，如备好急救药物、学习了解自救应急常识、了解附近高压氧舱设备等，以备急需。有潜水禁忌证者不应进行潜水活动。

（三）剧烈运动所致头痛

1. 剧烈运动时头痛的原因与特点 剧烈运动时，肌肉耗氧量增加，机体通过心率加快、血管压力增大，提供四肢肌肉更多的血液，满足血供。当缺乏锻炼者进行剧烈运动时，可能出现头痛、头晕、面色苍白、恶心、呕吐等症状，这是由于机体器官不能适应剧烈运动而做出的反应，如呼吸节律不好会导致机体缺氧、二氧化碳潴留。剧烈运动会使心率增加，肢体远端血流增加，而头部血供减少，会造成脑组织缺血缺氧，从而出现头痛症状。

2. 剧烈运动时头痛的防治

（1）在剧烈运动前做好准备活动，如进行热身活动。平时要加强运动锻炼，学习和掌握在剧烈运动时如何控制呼吸节律，调节机体二氧化碳代谢及氧的交换。

（2）剧烈运动后不能直接蹲下或坐下。剧烈运动后应注意调节好呼吸，做一些放松调整活动，以免影响机体血液回流，促使身体恢复正常状态。

（3）不要在饥饿状态下进行剧烈运动，因脑组织对葡萄糖很依赖，能量不足很容易造成脑组织缺血缺氧，从而引起头痛、头晕,甚至由于低血糖而发生晕厥。要尽量避免空腹剧烈运动,剧烈运动后可补充能量。

(4)加强对慢性疾病的防治。慢性鼻炎、鼻窦炎及高血压等慢性疾病患者在剧烈运动后也可能出现头痛。如果是慢性鼻炎、鼻窦炎,剧烈运动引起病情加重,出现头痛,可以服用解热镇痛药物,如布洛芬;也可将生姜、红糖、葱白等煮水服用;必要时服用抗病毒药、抗生素等,解决原发病。

剧烈运动会使心率增快、血压升高,对高血压患者可能引起头晕、头痛,因此要注意控制运动量。如果头痛剧烈,应服降压药和及时就医,以防发生心脑血管意外。

第四章 中医防治头痛

一、中医对头痛的认识

(一)中医对头痛的定义

头痛是人们熟悉的常见多发病,传统中医所说的头痛,是指头部经脉绌急或失养,清窍不利所引起的头部疼痛为主的一种病症。从症状表现上理解,就是指表现在头部的疼痛。它既是许多疾病所共有的症状,也可以单独出现。不论是外感还是内伤、外伤,均可导致头痛。

中医防治头痛的方法很多,运用中成药、针灸、艾灸、拔罐、按摩、敷贴等疗法,都是临床上最常用的有效方法。很多慢性头痛反复发作,并不是由单一病因引起的,不少都是由很多病理因素共同导致。因此,诊治头痛需要从多方面考虑,可以运用多种不同方法来治疗。

(二)中医对头痛的分类

中医根据头痛的病因不同,在外感、内伤和外伤三大类的基础上,细分为以下几种。

1. 风寒头痛　这种头痛最常见,是因头部受风寒邪气的侵袭,寒性在体内凝滞,阻遏了脉络的通畅运行,造成气血郁滞,"不通则痛",因此出现头痛。

这种头痛起病比较急,疼痛程度较重。患者通常是整个头部都疼痛,常伴有颈项部的紧张、僵硬感,吹冷风时头痛加重,怕冷,特别是觉得背部阴冷。患者在疼痛时常喜欢戴帽子,没有汗出,可有咳嗽、打喷嚏、鼻塞或流清涕等;重者则会发热、全身酸痛等。

2. 风热头痛　头部受风热邪气的侵袭,热性会往上延伸,扰乱头部清窍,出现头痛。

这种头痛起病较急,头痛程度较重,常是头部胀痛而有灼热感,一般伴有发热,怕热,甚至面红耳赤,鼻流浊涕,吹冷风会觉得舒服很多;或有咽喉肿痛、口腔溃疡、口渴、喜欢喝凉的、大便干结或有牙痛等,就是大家常说的"上火"现象。

3. 风湿头痛　头部感受了风湿邪气,湿性在脉络内留滞,阻碍气血的运行,体内的清阳之气不能上升于头部,所以出现头痛。

通常有风湿头痛的人同时会觉得头部昏沉、重着,好像头抬起来很吃力,喜欢把头靠着、躺着,而且常在阴雨天气时发作或加重;患者汗出不畅,很多人会感觉全身沉重、肌肉酸痛、疲倦、没有力气、怕冷、食欲缺乏,甚至恶心、呕吐等。

4. 肝阳头痛　因肝脏阳气偏亢或肝经实火上炎,扰乱头部清窍,出现头痛。本型头痛多有高血压病史。

这种头痛性质多为胀痛,呈血管搏动样跳痛,头部两侧更加明显;同时,伴有头晕、耳鸣、眼睛干涩,常常在生气、情绪激动时头痛发生或加重,头痛厉害时,患者双手也会感到麻木或伴有抽动。出现这一类型头痛的人通常脾气不好，特别是发生在血压高的时候，并且血压波动范围常常很大，因受情绪影响，血压不好控制。肝经实火所致的头痛热象更明显，多伴有面红、口苦、咽干、两胁胀痛、大便干结等症状，常突然发作，疼痛偏于头部一侧且程度剧烈。

5. 气虚头痛 体内宗气不足，不能够起到上荣于头部的作用，所以造成了持续性的头痛。

这种头痛常在患者活动后，疲劳时发生或加剧，常是持续性的隐隐约约的头痛，同时伴有头晕，常有活动后心慌，有点响声就被吓一跳，常形容这种患者是"一惊一乍"的，胆小；患者平时容易出汗，经常感到疲惫、乏力，怕冷，说话的声音低弱，晨起及劳动时加重，食欲不好，面色萎黄等。

6. 血虚头痛 久病、身体虚弱或大量出血之后，血虚不能上荣头部脑髓，络脉空虚，出现头痛。

这种头痛的疼痛程度常不是很严重，一般是一直存在的隐隐作痛，不是时有时无的；患者伴有血虚的症状，如面色比较苍白、头晕、眼花、失眠、多梦、心悸、记忆力减退，手脚偶尔会有麻木的感觉，特别是女性常有月经不调、经期量少等。

7. 肾虚头痛 中医认为肾主骨生髓，髓充于脑，如果肾虚的话，就会造成头部空虚而痛。

这种头痛起病缓慢，病程较长，疼痛的性质为空痛，常伴头晕、耳鸣、健忘、腰膝酸软、四肢无力，重者伴有遗精等。偏肾阳虚的头痛还伴有阳虚或虚寒的症状，如全身怕冷、手脚冰冷、小便清长等；偏肾阴虚的头痛则伴有阴虚或虚热的症状，如五心烦热、多梦失眠、心悸等，重者有低热、盗汗。

8. 痰浊头痛　多是由于体质肥胖、饮食无节制、劳逸失度等，导致脾的运化功能失常，痰浊内生，痰浊阻滞造成了经络不通，且清阳不能上展于头部，所以发生头痛。

这种头痛程度较重，头部昏痛，感觉像是头部被裹上了一圈重物要往下坠落。这种头痛的疼痛常较顽固，不易治愈。大多数患者平时脾胃虚弱，胃口不好，吃东西一不注意就会腹胀、腹泻，经常打嗝，恶心，想吐，痰多，吃东西多了容易头晕；常有比较厚腻的舌苔，舌的两边常可以见到齿痕。

9. 瘀血头痛　头痛时间长，消耗阴血，络脉瘀滞，或因跌倒损伤，头部受损，均使气血运行不畅，形成瘀血，导致头痛。

瘀血头痛往往病程很长，或有外伤史，感觉头部像被针刺一样的疼痛，能感觉到具体的疼痛位置，疼痛的位置固定，经常会时而发作时而停止，可有夜间疼痛加重的感觉，且反复发作。女性发生瘀血头痛时，常伴有痛经，其月经伴有血块，颜色较暗。

二、头痛的中成药治疗

（一）治疗头痛的常用中成药

1. 风寒头痛用药

（1）川芎茶调颗粒（散、丸、片、口服液）：由白芷、薄荷、川芎、防风、甘草、荆芥、羌活、细辛等组成。有疏风止痛作用。现代药理研究显示，该药能抗血小板凝聚，缓解小血管痉挛，改善心脑组织供血供氧，从而达到活血化瘀、活络通脉、疏风止痛之功效。用于风邪头痛,或有恶寒、发热、鼻塞。用法用量:饭后用温开水或浓茶冲服,每次 1 袋,每日 2 次。儿童酌减。

(2)风寒感冒颗粒:主要成分为麻黄、葛根、紫苏叶、防风、桂枝、白芷、陈皮、苦杏仁、桔梗、甘草、干姜等。有解表发汗,疏风散寒的功效。用于风寒感冒,发热,头痛,恶寒,无汗,咳嗽,鼻塞,流清涕。用法用量:口服,每次 1 袋,每日 3 次。

2. 风热头痛用药

(1)芎菊上清片(丸):主要成分为川芎、菊花、黄芩、栀子、蔓荆子(炒)、黄连、薄荷、连翘等。有清热解表,散风止痛的功效。用于外感风邪引起的恶风身热、偏正头痛、鼻流清涕、牙痛喉痛。用法用量:口服,每次 4 片,每日 2 次。

(2)牛黄上清片(丸、胶囊):主要成分为牛黄、黄连、黄芩、栀子、大黄、地黄、当归、川芎、赤芍、荆芥穗、连翘、菊花、薄荷、白芷、黄柏、桔梗、甘草、石膏、冰片等。有清热泻火,散风止痛的功效。用于头痛眩晕,目赤耳鸣,咽喉肿痛,口舌生疮,牙龈肿痛,大便燥结。用法用量:口服,每次 4 片,每日 2 次。孕妇慎用。

(3)黄连上清丸(片、胶囊):主要成分为黄连、大黄、连翘、薄荷、旋覆花、黄芩、荆芥、栀子、防风、石膏、桔梗、黄柏、蔓荆子(炒)、白芷、甘草、川芎、菊花等。有清热通便,散风止痛的功效。用于上焦风热所致的头晕胀痛,牙龈肿痛,口舌生疮,咽喉红肿,耳痛耳鸣,大便干燥,小便黄赤。用法用量:口服,每次 4 粒,每日 2 次。孕妇及脾胃虚寒者禁用。

3. 风湿头痛用药

(1)九味羌活丸(片、颗粒、口服液):主要成分为羌活、防风、苍术、细辛、川芎、白芷、黄芩、甘草、地黄等。有解表,散寒,除湿的功效。用于外感风寒挟湿导致的恶寒、发热、无汗,头痛且重,肢体酸痛。用法用量:姜葱汤或温开水送服,每次 6~9 克,每日 2~3 次。阴虚气弱者慎用。

(2)藿香正气口服液(丸、片、胶囊、颗粒):主要成分为广藿香油、紫苏叶油、白芷、苍术、厚朴(姜制)、生半夏、茯苓、陈皮、大腹皮等。有解表化湿,理气和中的功效。用于外感风寒、内伤湿滞或夏伤暑湿所致的感冒,症见头痛昏重、胸膈痞闷、脘腹胀痛、呕吐泄泻;胃肠型感冒见上述症状者。用法用量:按说明书或遵医嘱。

4. 肝阳头痛用药

(1)天麻钩藤颗粒:主要成分为天麻、钩藤、石决明、栀子、黄芩、牛膝、杜仲(盐制)、益母草、桑寄生、首乌藤、茯苓等。有平肝熄风,清热安神的功效。用于治疗肝阳上亢型高血压等所引起的头痛、眩晕、耳鸣、眼花、震颤、失眠。药理研究发现,本方对肝阳偏盛型高血压有较好降压疗效,并对高级神经活动有一定的调节作用。用法用量:开水冲服,每次 10 克,每日 3 次。阴虚之动风证忌用。

(2)全天麻胶囊(片):主要成分为天麻。有平肝熄风的功效。用于肝风上扰所致的眩晕、头痛、肢体麻木。用法用量:口服,每次 2~6 粒,每日 3 次,2 周为 1 个疗程。

(3)复方羊角颗粒(片、胶囊):主要成分为羊角、川芎、白芷、制川乌。有平肝,镇痛的功效。用于偏头痛、血管性头痛、紧张性头痛,也可用于神经痛。用法用量:开水冲服,每次 8 克,每日 2～3 次。孕妇慎服。

(4)镇脑宁胶囊:主要成分为猪脑粉、细辛、丹参、水牛角浓缩粉、川芎、天麻、葛根、藁本、白芷等。有熄风通络的功效。用于风邪上扰所致的头痛头昏、恶心呕吐、视物不清、肢体麻木、耳鸣;血管神经性头痛、高血压、动脉硬化见上述症状者。用法用量:口服,每次 1.2～1.5 克,每日 3 次。外感头痛者忌用。

(5)泻青丸:主要成分为龙胆、栀子、青黛、大黄(酒炒)、羌活、防风、当归、川芎等。有清泻肝火,祛风利便的功效。用于目赤肿痛、头痛口苦、两胁疼痛、小便赤涩。用法用量:口服,每次 1 袋(7 克),每日 2 次。孕妇忌服。

(6)当归龙荟丸:主要成分为当归、芦荟、大黄、龙胆、黄连、黄芩、栀子、黄柏、木香等。有清热泻肝,攻下行滞的功效。用于肝胆实火所致头痛面赤、耳聋耳鸣、耳内生疮、胃肠湿热、目赤肿痛等症。用法用量:口服,每次 6 克,每日 2 次。孕妇禁用。

5. 气虚头痛用药

(1)补中益气丸(颗粒、口服液):主要成分为炙黄芪、党参、炙甘草、当归、白术(炒)、升麻、柴胡、陈皮、生姜、大枣等。有补中益气,升阳举陷的功效。适用于脾肺气虚、胃下垂、脱肛、子宫下垂等,有头痛怕风、常易汗出、喜热饮、少食久泻、腹部胀满、体倦乏力等症状。用法用量:开水冲服,每次 10 克,每日 3 次。

(2)人参归脾丸:主要成分为人参、白术(麸炒)、茯苓、甘草(蜜炙)、黄芪(蜜炙)、当归、木香、远志、龙眼肉、酸枣仁(炒)等。有益气补血,健脾养心等功效。用于心脾两虚、气血不足所致心悸失眠、头痛健忘、食少乏力、面色萎黄、月经不调等。用法用量:口服,大蜜丸每次1丸,每日2次。身体壮实不虚者忌服。

(3)七叶神安片:主要成分为三七叶总皂苷。有益气安神,活血止痛等功效。用于心气血不足、心血瘀阻所致的心悸、失眠、胸痛、胸闷。用法用量:口服,每次1～2片(50～100毫克),每日3次;饭后服或遵医嘱;2周为1个疗程。

6. 血虚头痛用药

(1)归脾丸:主要成分为党参、白术(炒)、黄芪(炙)、茯苓、远志(制)、酸枣仁(炒)、龙眼肉、当归、木香、大枣、甘草(炙)等。有益气健脾,养血安神的功效。用于心脾两虚、气血不足所致的头晕头痛、气短心悸、失眠多梦、肢倦乏力、食欲缺乏等。用法用量:用温开水或姜汤送服,水蜜丸每次6克,小蜜丸每次9克,大蜜丸每次1丸,每日3次。归脾丸不宜与感冒药同服,感冒发热时应暂时停用,待感冒症状消退后再服用归脾丸。

(2)人参养荣丸:主要成分为人参、白术(土炒)、茯苓、炙黄芪、当归、熟地黄、白芍(麸炒)、陈皮、远志(制)、肉桂、五味子(酒蒸)、炙甘草等。有温补气血的功效。用于心脾不足、气血两亏所致头晕头痛、形瘦神疲、食少便溏等。用法用量:口服,水蜜丸每次6克,每日1～2次。

(3)养血清脑颗粒(丸):主要成分为当归、川芎、白芍、熟地黄、钩藤、鸡血藤、夏枯草、决明子、珍珠母、延胡索、细辛等。有养血平肝,活血通络的功效。用于血虚肝旺所致头痛、眩晕眼花、心烦易怒、失眠多梦等。用法用量:口服,每次1袋,每日3次。

7. 肾虚头痛用药

（1）六味地黄丸：主要成分为熟地黄、山茱萸、牡丹皮、山药、茯苓、泽泻等。有滋阴补肾的功效。用于肾阴亏损所致的头晕头痛、耳鸣、腰膝酸软、骨蒸潮热、盗汗遗精等。用法用量：口服，每次 8 丸，每日 3 次。服用六味地黄丸时忌辛辣食物，且不宜在服药期间服感冒药。

（2）杞菊地黄丸：主要成分为枸杞子、菊花、熟地黄、山茱萸（制）、牡丹皮、山药、茯苓、泽泻等。有滋阴降火的功效。用于阴虚火旺所致的头晕头痛、潮热盗汗、口干咽痛、耳鸣遗精、小便短赤等。用法用量：口服，每次 9 克，每日 2 次。

（3）右归丸：主要成分为熟地黄、炒山药、枸杞子、鹿角胶、制菟丝子、杜仲、山茱萸、肉桂、制附子等。有温补肾阳、填精止遗的功效。用于肾阳不足、命门火衰所致的头晕头痛、腰膝酸冷、精神不振、怯寒畏冷、阳痿遗精、大便溏薄、尿频而清等。用法用量：口服，每次 1 丸，每日 3 次。

8. 痰浊头痛用药

半夏天麻丸：主要成分为法半夏、天麻、黄芪（蜜炙）、人参、苍术（米泔炙）、白术（麸炒）、茯苓、陈皮、泽泻、神曲（麸炒）、麦芽（炒）、黄柏等。有健脾祛湿，化痰熄风的功效。用于脾虚聚湿生痰，眩晕，头痛，如蒙如裹，胸脘满闷等。用法用量：口服，每次 1 袋（6 克），每日 2～3 次。

9. 瘀血头痛用药

（1）血府逐瘀片（胶囊）：主要成分为桃仁（炒）、当归、枳壳（麸炒）、川芎、柴胡、红花、牛膝、赤芍、地黄、桔梗、甘草等。有活血祛瘀，行气止痛的功效。用于瘀血内阻所致的头痛或胸痛、失眠多梦、心悸怔忡、急躁善怒等。用法用量：口服，每次6片，每日2次。孕妇忌服。

(2)通天口服液：主要成分为川芎、赤芍、天麻、羌活、白芷、细辛、菊花、薄荷、防风、茶叶、甘草等。有活血化瘀，祛风止痛的功效。用于瘀血阻滞、风邪上扰所致的偏头痛发作期；表现为头部胀痛或刺痛，痛有定处，反复发作，头晕目眩或恶心呕吐，恶风或遇风加重等。用法用量：口服。第一日分即刻、服药1小时后、2小时后、4小时后各服10毫升，以后每6小时服10毫升；第二日及第三日，每次10毫升，每日3次；3日为1个疗程。出血性脑血管病、阴虚阳亢患者和孕妇禁服。

(3)正天丸：主要成分为钩藤、白芍、川芎、当归、地黄、白芷、防风、羌活、桃仁、红花、细辛、独活、麻黄、附片、鸡血藤等。有疏风活血，养血平肝，通络止痛的功效。用于外感风邪、瘀血阻络、血虚失养、肝阳上亢引起的偏头痛、紧张性头痛、神经性头痛、颈椎病性头痛、经前头痛等。用法用量：饭后服，每次6克，每日2～3次，15日为1个疗程。

注意：以上各种用法用量具体请参考每种药物的详细说明书。

(二)服用中成药的注意事项

1. 剂型不同，可能功效有差异 根据头痛的轻重缓急，选择合适的药物和合适的剂型，如急性期、头痛程度较重的，应选择起效快、作用强的药物和剂型。很多中成药具有多种剂型，有些临床疗效差别不大，但有些还是有差异的。例如，藿香正气口服液和藿香正气水，两者的主要组成都是藿香正气散,主要作用差不多,都是口服的液体制剂,但是后者含有酒精,如果让驾驶员、高空作业的人服用藿香正气水就会产生安全隐患。因此,在选择药物时要注意不同剂型的区别。

2. 药物名称差别不大,功效可能相差甚远 有些中成药名称相似,但是功效不同。比如说全天麻片和天麻片,虽然名字差不多,但是前者主要有平肝熄风的作用,用于头痛眩晕、癫痫抽搐等;后者主要有祛风除湿的作用,用于腰腿酸痛等。因此,用药时不能粗心大意,应查看说明书,认准正确的药物名称。

3. 补益药服用对是"益",服用不对就是"害" 补益药不是任何时候、任何人都适合服用的。"是药三分毒",乱用或滥用补益类中成药对身体有害。补益药服用对可以补益身体的不足,服用不对反而会加重其偏盛偏衰。例如,气虚、阳虚的人食用人参可以升阳补气,改善怕冷、易疲劳、乏力等症状;而不是气虚、阳虚的人服用人参、鹿茸等温补药,可引起头痛、全身发热、口舌生疮、鼻出血等。

4. 多种中成药一起服用,要注意功效和配伍禁忌 当病情复杂,一种中成药不能满足病情需要时,往往需要联合应用多种中成药才会有效。如气阴不足证,有气虚、阴虚两种证候存在时,选用补中益气丸合六味地黄丸比单用其中一种效果更好。补中益气丸补气,六味地黄丸补阴,合用则可收气阴双补之效。

但是,不同中成药同时服用有可能不但没有收到药效互补、毒性降低的效果,反而使不良反应更明显或产生新的毒性。中医讲究药物的"十八反、十九畏",不同中成药合用时须注意各味药、各成分间的配伍禁忌。例如，"藜芦反细辛"，如果将藜芦与细辛配伍，有研究表明可以导致实验动物中毒死亡。原则上，作用相同或基本相同的中成药不宜同时服用。有些病证也可以选择内服中成药与外用药联合使用来加强疗效。

5. 中西药同时服用要考虑疗效，更要慎防不良反应　中成药与西药的合理联合应用，可以增强疗效，减少不良反应。但是，不合理的联合应用会导致药效过强或降低，加大不良反应，甚至产生有害的物质，引起药源性疾病。例如，六味地黄丸与利福平同时服用会加重利福平对肾脏的毒性；含鹿茸的中成药与胰岛素、格列本脲（优降糖）等降血糖药合用时，由于鹿茸会使血糖上升，从而抵消降血糖药的部分降血糖作用。因此，同时使用中西药需要谨慎。

6. 注意正确的服用方法　中成药的剂型不同则药性各异，治疗的疾病不同服用的方法也有差异。饭前服还是饭后服、是否需要药引等，都能影响药物疗效的发挥。因此，患者一定要按照准确的服用方法服用中成药。

7. 注意中成药的服用剂量　所有的中成药都标有常用的剂量，患者应当按说明书的规定剂量用药。但由于病情有轻重，病势有缓急，病程有长短，体质有强弱，故医生可以根据临床治疗需要酌情增减量。千万不要认为"中药没有毒性，多吃、少吃不碍事"。常言道，"是药三分毒"，特别是有些中成药服用时间过长，服用剂量过大，不良反应就更加明显。对于特殊人群如老年人、儿童、孕妇、肝肾功能不全的人，更应该注意用药剂量。

8. 注意中成药的服药时间　中成药基本上是由植物制

成,毒性低,安全性相对较高。但也有些中成药含有毒性成分,如砷、汞、马钱子、乌头等;或药性峻猛的成分,如大黄等。对于这些中成药,在严格按剂量使用的同时,还应注意达到病愈疗效后就立即停止服用,不可长期、持续使用,以防耗伤正气或蓄积中毒。

9. 重视中成药的使用禁忌

(1)中成药的证候禁忌:某一类或某一种中成药不适用于某类或某种证候,使用时应予以避忌。每类药或每种药都有自己的药性特点,如果使用正确,则药物的偏性刚好纠正疾病的病理偏向,达到减轻或治愈疾病的目的;使用不正确,则无效或使疾病的病理偏向加重,甚至会产生更严重的后果。

(2)中成药的妊娠禁忌:妊娠禁忌药的毒性大小、性能峻缓都是不一样的,对胎儿及母体的影响程度也有差别,因此分为妊娠禁用药和妊娠慎用药两大类。凡是妊娠期禁用的中成药,孕妇是绝对不能使用的。妊娠期慎用的中成药可以根据孕妇患病的具体情况酌情使用,但必须有相应的措施,在没有特殊需要的时候应尽量避免使用,以免产生不可挽回的后果。

(3)中成药的饮食禁忌:在服用中成药时,对某些食物要有所禁忌,不宜同时进服,就是通常所说的忌口。具体来说,是在服药期间不宜吃与药性相反或影响治疗的食物。在服用中成药时,一般都要忌生冷、腥膻、油腻和有刺激性的食物。

总而言之,患者应当认真参照说明书来服用中成药。

三、头痛的针刺疗法

针灸在治疗头痛方面一直有着独特的疗效,根据经络理论的六经辨证,可以将头痛分为胃足阳明之脉致头痛(以前额痛为主的头痛)、膀胱足太阳之脉致头痛(以后头痛为主的头痛)、胆足少阳之脉致头痛(以偏侧头痛为主的头痛)和肝足厥阴之脉致头痛(以头顶痛为主的头痛),另多条经脉病变时可造成全头痛。

(一)体针疗法

头痛体针疗法的总治疗原则是,使用常用的穴位合谷、风池、太阳、印堂、百会、太冲、内关、涌泉等,再根据不同的头痛类型配合相应的俞穴。

1. 前额头痛

(1)主要用穴:阳白、俞腰、神庭、百会、印堂、四神聪、本神、头临泣、合谷、中脘、内庭。

(2)针刺方法:透穴法有阳白透俞腰,内庭直刺 0.2～0.3 寸,中脘直刺 0.5～0.8 寸,合谷直刺 0.5～0.8 寸,余各穴平刺或斜刺 0.2～0.3 寸。

2. 偏头痛

(1)主要用穴:太阳、丝竹空、率谷、下关、颊车、曲鬓、肩髎、支沟、合谷、列缺、足临泣。

(2)针刺方法:太阳穴要注意避开动脉,采用提捏法进针 0.3～0.5 寸,不可深刺;丝竹空和率谷用透穴法;下关要在张口位取穴 0.3～0.5 寸;列缺平刺或斜刺 0.5～0.8 寸;

曲鬓平刺或斜刺 0.5～0.8 寸；余穴直刺，根据肌肉丰厚程度调整进针的深度 0.5～0.8 寸。

3. 后头痛

（1）主要用穴：风池、颈夹脊穴、大椎、风门、肺俞、肩井、至阴、昆仑。

（2）针刺方法：风池应以 1 寸针向鼻尖方向针刺 0.5～0.8 寸；大椎穴进针切忌针尖向上，进针 0.5～1 寸；风门、肺俞须向脊柱方向进针 0.5～0.8 寸；昆仑直刺 0.5～0.8 寸，孕妇禁用，经期慎用；至阴可点刺出血，余穴可直刺 0.5～0.8 寸。其中，肩井穴深部正当肺尖，不可深刺，以防刺伤肺尖造成气胸。

4. 头顶痛

（1）主要用穴：本神、五处、上星、百会、四神聪、风池、天柱、合谷、太冲、涌泉。

（2）针刺方法：本神、五处、上星、百会、四神聪平刺或斜刺 0.2～0.3 寸；天柱不可向内上方刺，风池应以 1 寸针向鼻尖方向针刺 0.5～0.8 寸，合谷直刺 0.5～0.8 寸；太冲直刺 0.5～0.8 寸，涌泉穴可直刺 0.3～0.5 寸。

5. 全头痛

（1）主要用穴：百会、太阳（双侧）、印堂、风池。

（2）针刺方法：百会 0.2～0.3 寸；太阳穴要注意避开动脉，采用提捏法进针 0.3～0.5 寸，不可深刺；印堂平刺或斜刺 0.2～0.3 寸，风池应以 1 寸针向鼻尖方向针刺 0.5～0.8 寸。

以上穴位为循经取穴配合经验取穴。

(二)足针疗法

足针疗法是应用针刺或艾灸刺激足部穴位(内踝、外踝上缘相平以下的穴位,包括经外奇穴或经验穴)治疗某些疾病的方法。它是全息理论的一种,其中有些穴位对治疗头痛有一定的疗效。足针具有通经活络、调整脏腑功能的作用,用于治疗全身性疾病,有针感强、反应大、取穴少、透穴多、留针时间短、无不良反应等优点。

1. 前额头痛

(1)主要用穴:解溪、内庭、厉兑、头痛点、眩晕点。

(2)针刺方法:解溪直刺 0.5～1 寸;厉兑浅刺 0.1～0.2寸,或用三棱针点刺出血;内庭直刺或向上斜刺 0.5～1 寸;头痛点、眩晕点直刺 0.3～0.5 寸。

2. 偏头痛

(1)主要用穴:足临泣、太溪、内临泣、内侠溪、头痛点、头穴。

(2)针刺方法:足临泣直刺 0.3～0.5 寸,太溪直刺0.5～1.5 寸,内侠溪直刺 0.3～0.5 寸,内临泣直刺 0.3～0.5 寸,头痛点直刺 0.3～0.5 寸,头穴直刺 0.3～0.5 寸。其中,取穴时应注意足临泣与内临泣位置为相对的,所以两穴可行透刺或单独针刺。

3. 后头痛

(1)主要用穴:至阴、昆仑、金门、足通谷、申脉、头痛点、头穴。

(2)针刺方法:至阴浅刺 0.1～0.5 寸或点刺出血,昆仑直刺 0.5～0.8 寸,金门直刺 0.3～0.5 寸,足通谷直刺0.2～

0.3寸,申脉直刺0.3～0.5寸,头痛点直刺0.3～0.5寸,头穴直刺0.3～0.5寸。

4. 头顶痛

(1)主要用穴:太冲、行间、涌泉、头痛点、头穴。

(2)针刺方法:涌泉直刺0.5～1寸,太冲直刺0.5～1寸,行间直刺0.5～0.8寸,头痛点直刺0.3～0.5寸,头穴直刺0.3～0.5寸。

5. 全头痛

(1)主要用穴:涌泉、太冲、太溪、头痛点、厉兑。

(2)针刺方法:涌泉直刺0.5～1寸;太冲直刺0.5～1寸;太溪直刺0.5～1.5寸;头痛点直刺0.3～0.5寸;厉兑浅刺0.1～0.2寸,或用三棱针点刺出血。

以上取穴均为循经取穴配合足针经验取穴。其中,头穴、头痛点、内临泣(足临泣穴掌侧面对应点处)、内侠溪(侠溪穴掌侧面对应点)、眩晕点(足内侧舟骨突起上方凹陷中)为有明显疗效的穴位。

足针疗法注意事项:①足针针刺方法与体针针刺相比无特殊之处,较体针具有的难点是,足底穴位的皮肤较厚,不易透皮,针刺时较痛,需要医患沟通,给予配合。②足底穴位针刺较易感染,要特别注意消毒,防止感染。③足针疗法感应比较强,治疗前须向患者充分说明,以防发生晕针。④沿骨缘斜刺时,注意不要损伤骨膜。⑤捻针时,让患者活动或按摩患处。⑥左侧病取左侧穴,右侧病取右侧穴,两侧病取双侧穴;主治相同的穴位,可以配合使用;在同一疾病遇有兼症时,可对症配穴。

（三）手针疗法

手针疗法就是通过刺激手上的穴位来治疗疾病，体现了全息概念。穴位名称多根据主要治疗作用及脏腑来命名，原因是穴位为经验穴。经验穴，是经过长时间临床实践得出的某个特定的穴位对特定的疾病有明显疗效，从而以这个疾病来命名这个穴位，如牙痛点、哮喘点、感冒点、胃肠痛点等。手处于人体的远端，针刺点十分规律地分布于手部，由于十二经脉相联系，针刺手部穴位可达到防病强身、治疗疾病的目的。又因手部没有针刺禁区，所以手针疗法既安全又有效，而且方便，这点与足针是相同的。

手针治疗头痛是通过全息概念及中医的辨证论治完成的，如头痛点，针刺这个点可以明显减轻头痛。手针在针刺时可结合活动，如颈椎病，可在针刺颈项点的同时活动颈部，这有助于病情好转。手针法的选穴常根据不同的疾病选取对侧手部的相应穴位，左病选右侧穴，右病选左侧穴。治疗疼痛性疾病时，在痛止后还须继续运针 1～3 分钟，必要时可延长留针时间。

因手针为全息概念的体现，所以不选用循经取穴的方法，而是根据疾病可能引起的头痛类型分类或调节相应脏腑取穴。例如，后头痛常引起颈项不适，可以运用颈项点治疗后头痛；前额痛为胃经病变，可选取胃肠点治疗。

1. 前额头痛

（1）主要用穴：前头点、胃肠点、眼点、呃逆点。前头点位于手背食指第一指关节桡侧赤白肉际处；胃肠点位于手掌劳宫穴与大陵穴连线的中点；眼点位于手背拇指指关节尺侧赤白肉际处;呃逆点位于手背中指第二指关节横纹中点。

(2)针刺方法:前头点直刺 0.2 寸,胃肠点直刺 0.5 寸,眼点直刺 0.1 寸,呃逆点直刺 0.2 寸。

2. 偏头痛

(1)主要用穴:偏头点、肩点、三焦点。偏头点位于手背无名指第一指关节尺侧赤白肉际处;肩点位于手背食指掌指关节桡侧赤白肉际处;三焦点位于手掌中指第一、二指骨间横纹中点。

(2)针刺方法:偏头点直刺 0.2 寸,肩点直刺 0.1 寸,三焦点直刺 0.1 寸。

3. 后头痛

(1)主要用穴:后头点、肩点、颈项点、夜尿穴。后头点位于手背小指第一指关节尺侧赤白肉际处;肩点位于手背食指掌指关节桡侧赤白肉际处;颈项点位于手背第二、三掌指关节间,靠近第二掌指关节处;夜尿穴位于手掌小指第二指关节的横纹处(从指尖算起第一个关节处)。

(2)针刺方法:后头点直刺 0.2 寸,肩点直刺 0.3 寸,颈项点直刺 0.3 寸,夜尿穴直刺 0.1~0.2 寸。

4. 头顶痛

(1)主要用穴:头顶点、肝点。头顶点位于手背中指第一关节桡侧赤白肉际处;肝点位于手掌小指第一、二指骨间横纹中点。

(2)针刺方法:头顶点直刺 0.2 寸,肝点刺出血即可。

5. 全头痛

(1)主要用穴:定惊点、心点、全头痛穴、命门点。定惊点位于手掌大、小鱼际交界处；心点位于手掌中指第二、三指骨间横纹中点；全头痛穴位于手掌拇指掌指关节尺侧赤白肉际处，即掌侧虎口处；命门点位于手掌小指第一、二指骨间横纹中点。

(2)针刺方法：定惊点直刺 0.5 寸，心点直刺 0.1 寸，全头痛穴直刺 0.3～0.5 寸，命门点直刺 0.1 寸。

手针疗法注意事项：①手针的手法较重，刺激大，应提前向患者解释清楚，尤其对于年老体弱者、严重心脏病患者及高血压患者等要慎重，防止刺激过大而导致晕厥。②手部血管较为丰富，手法应轻柔、稳顺，避免刺伤掌中动脉而引起手部血肿。沿骨膜斜刺时，注意不要损伤骨膜。③手针应注意严格消毒，防止发生感染。

(四)耳针疗法

耳穴的出现是由于十二经络都与耳部有直接联系。当人体发生疾病时，耳壳上的相应区域便出现一定的反应点，耳针疗法就是在这些反应点上进行针刺，以达到治疗疾病的目的。

不同类型头痛的耳针选穴及针刺方法，总的治疗原则为主穴加配穴。主穴包括相应区(颞、额、枕)，以及神门、皮质下。配穴见以下具体应用。其中，额穴在对耳屏外侧面的前下方；颞穴在对耳屏外侧面的后部；枕穴在对耳屏外侧面的后方；颈椎穴在对耳轮下 1/5 处；交感穴在对耳轮下脚端与耳轮内侧缘相交处；耳尖穴在耳郭向前对折的上部尖端处；神门穴在三角窝后 1/3 的上部；皮质下穴在对耳屏的内侧面；胃穴在耳轮脚消失处；胆穴在耳甲艇的后上方，即肾区与肝区之间,左侧为胰,右侧为胆;心穴在耳甲腔中心最凹陷处;肝穴在耳甲艇的后下方,胃区及十二指肠区的后方;肾穴在对耳轮下脚的下缘,小肠穴直上方;膀胱穴在对耳轮下脚下方中部。

急性头痛可选择直接针刺,针刺 0.2～0.3 寸,一般留针时间 30 分钟,或可加用电针。慢性头痛则可选择王不留行进行耳压或在耳穴埋"耳针",一般治疗选取一侧的耳穴,此法可不时进行自主按压加强刺激,3～5 天换一次。

1. 前额头痛

(1)主要用穴:额、神门、皮质下、胃。

(2)针刺方法:可用毫针刺,或者"耳针"、王不留行埋于穴位。

2. 偏头痛

(1)主要用穴:颞、神门、皮质下、胆。

(2)针刺方法:可用毫针刺,或者"耳针"、王不留行埋于穴位。

3. 后脑头痛

(1)主要用穴:枕、神门、皮质下、膀胱、颈椎。

(2)针刺方法:可用毫针刺,或者"耳针"、王不留行埋于穴位。

4. 头顶痛

(1)主要用穴:神门、皮质下、肝。

(2)针刺方法:可用毫针刺,或者"耳针"、王不留行埋于穴位。

5. 全头痛

(1)主要用穴:神门、皮质下、耳尖、心、肝、肾、交感。

(2)针刺方法:可用毫针刺,或者"耳针"、王不留行埋于穴位。

耳针疗法注意事项:①中耳炎的患者耳中可能会流出脓水,此时要更加注意消毒,预防感染。这种患者尽量不要使用埋针法,否则易引起感染。②对于精神因素引起的头痛,可选择王不留行贴于穴位,因为这种刺激比较持续且较直接针刺更易被情绪不稳定的人接受。③埋针于耳的患者要注意,3天内不要使耳朵接触水,以防感染。

(五)针刺疗法的禁忌及针刺意外反应的紧急处理

1. 针刺疗法的禁忌

(1)过度劳累、饥饿、精神紧张的患者常会出现晕针现象,不宜立即针刺,需恢复后再治疗。

(2)有自发性出血倾向或因损伤后出血不止的患者,不宜针刺。

(3)皮肤有感染、溃疡、瘢痕的部位,不宜针刺。

(4)怀孕3个月以内者,小腹及腰骶部穴位禁针;3个月以上者,上腹部及某些针感强烈的穴位(如合谷、三阴交等)也应禁针。有习惯性流产史者慎用针刺疗法。月经期如不是为了调经,也不宜用针。

(5)小儿囟门未闭合时,头项部腧穴一般不宜用针刺。

2. 针刺意外反应的紧急处理方法

针刺疗法在实施过程中,因治疗对象的个体差异,有可能出现晕针、出血、滞针、气胸、异常疼痛等。这些意外反应发生后只要处理得当,对患者健康不会有什么影响。

(1)晕针的处理：平躺，饮白开水，休息几分钟。

(2)出血的处理：拔出针后，若有出血，不要惊慌，针刺不会造成较多的出血，用棉签或无菌物品压迫止血即可。

(3)滞针的处理：针留于肌肉之间无法拔出，此时不要惊慌，配合医生，放松局部肌肉，轻轻地使针做提插运动，促进局部肌肉的放松，待放松后可出针。

(4)气胸的处理：现代中医学的针刺疗法越发完善，针刺气胸发生的概率较小，但也不能完全排除。当针刺过后，患者感到胸闷不适，呼吸困难，除了晕针之外，应考虑到气胸，及时到附近医院拍胸片，了解是否为气胸，再做进一步治疗。

(5)疼痛异常的处理：在针刺过程中，患者如感到有特殊的放电感或异常疼痛，不要强忍，应告知医生。医生会根据情况采取相应措施。

四、头痛的艾灸疗法

（一）艾灸方法简介

艾灸是通过艾条燃烧的热能作用于身体穴位，达到治疗疾病的作用。常用的方式有艾灸盒灸，艾条灸，艾炷灸，隔物（蒜、姜）灸，灯火灸，棉花灸，温针灸（针刺和艾灸结合）。

1. 灯火灸　是将灯心草（俗称灯草）用火点燃，在分散患者注意力的同时迅速将燃着的灯心草贴于阿是穴，同时用大拇指将火熄灭，这样一个过程称为一次，重复上述操作，在不同的位置做3~5次。其易造成烧伤，需专人操作。

2. 棉花灸　　常用于带状疱疹,是将一层薄薄的棉花铺于患处,将棉花点燃,待其燃尽,每日重复上述操作3~5次,与灯火灸一样需专人操作,避免烧伤。

3. 艾条灸　　一般艾条灸是将艾条点燃,直接对准穴位或循经灸,控制距离皮肤的高度,以热而不灼热的感觉为最好,持续时间20~30分钟。艾条灸是生活中常用的灸法,其操作简单,可自行在家中操作。

4. 艾灸盒灸　　是将艾条点燃后放入一个特定规格的盒子里,用周围的绳子将盒子固定,当艾条燃尽,患者感觉不到温热感时取下即可。艾灸盒样式有多种,其中便携式和多孔艾灸盒操作简单,效果虽不如直接灸好,但关键是解决了直接灸人工操作的缺点,有些穴位如大椎,在直接灸时需他人帮忙,而使用便携式艾灸盒可以自己操作。治疗时间20~30分钟,需结合艾条长度及燃烧速度。

5. 艾炷灸　　是直接灸的一种,将艾炷直接置于穴位,点燃顶端,待其燃烧到皮肤接受不了的温度时取下,即刻将另一炷置于同一穴位处,如此重复,根据艾炷大小不同及病变不同,灸的炷数随机调整。

6. 隔物(蒜、姜)灸　　是将艾炷置于蒜或姜上面的灸法,可以放在穴位上,也可以是循经放置,然后将艾炷点燃,操作同艾炷灸,炷数结合艾炷大小及病情调整。

7. 温针灸　　是建立在针刺基础上的一种灸法,先针刺穴位,再将小艾炷插于针柄上,然后从下面点燃艾炷,位于皮肤处需要用纸片隔离,以免烫伤。

(二)不同类型头痛的选穴及艾灸方法

1. 前额头痛

(1)主要用穴:阳白、印堂、神庭、百会、四神聪、本神、头临泣、合谷、中脘、内庭。

(2)艾灸方法:阳白、印堂、神庭、百会、四神聪、本神、头临泣可用艾条灸或艾灸盒灸,但多数人更愿意选择艾条灸的方法,因穴位位于头面部,应注意防烫伤;合谷、中脘、内庭最好用艾条灸。

2. 偏头痛

(1)主要用穴:太阳、丝竹空、率谷、下关、颊车、曲鬓、肩髎、支沟、合谷、列缺、足临泣。

(2)艾灸方法:太阳、丝竹空、率谷、下关、颊车、曲鬓、列缺、合谷、足临泣最好用艾条灸,因多数穴位于颜面部,应注意防烫伤;肩髎和支沟穴可选用简单的艾条灸,也可用艾灸盒灸、温针灸或隔物灸。

3. 后头痛

(1)主要用穴:风池、颈夹脊穴、大椎、风门、肺俞、肩井、至阴、昆仑。

(2)艾灸方法:风池、至阴最好用艾条灸;颈夹脊穴、大椎、风门、肺俞、肩井、昆仑用艾条灸、温针灸或艾灸盒灸均可。

4. 头顶痛

(1)主要用穴:本神、五处、上星、百会、四神聪、风池、天柱、合谷、太冲。头顶痛常配涌泉穴。

(2)艾灸方法:本神、五处、上星、百会、四神聪,以上穴均为头顶穴位,可用艾条灸或艾灸盒灸,因其穴均为平刺或斜刺,一般不采用温针灸;风池、天柱最好用艾条灸;合谷、太冲用艾条灸、温针灸或隔物灸均可。

5. 全头痛

(1)主要用穴:百会、太阳(双侧)、印堂、风池。

(2)艾灸方法:印堂、百会可用艾条灸或艾灸盒灸;风池、太阳(双侧)最好用艾条灸。

另外,因带状疱疹引起的头痛,采用艾灸方法(灯火灸或棉花灸),治疗效果相当好,而且简便、易行。

(三)艾灸注意事项

1. 艾条灸时要注意掉下的灰不要烫伤皮肤,要及时敲掉灰烬。

2. 艾灸时要空气流通,保证艾条燃烧后的烟有处可去,避免造成呼吸困难。

3. 灸时需保证持续的时间,不可断断续续。

4. 灯火灸需专人操作,以免烧伤。

5. 若不慎烫伤,需使用烧伤膏涂于患处。

6. 注意感觉障碍的患者不宜使用艾炷灸,因其对热不敏感,易造成烧伤。

7. 棉花灸时注意棉花一定要薄,约 1 毫米厚即可,若燃到正常皮肤需及时去除剩余部分,避免烧伤。

8. 温针灸的患者要注意艾炷燃烧的速度,及时更换艾炷,注意保护皮肤,避免烫伤。

五、头痛的拔罐疗法

拔罐疗法是大众比较熟悉且应用较多的一种简单而有效的疗疾方法。拔罐的作用主要是舒经通络，火罐还可以起到温热的作用，拔罐治疗后使人感到轻松。有很多疾病都会引起头痛，然而在头上拔罐，听起来却滑稽，这的确不常用。如果用拔罐来治疗头痛，从中医学的理论来讲，应当循经治疗。

（一）拔罐的器具

1. 陶瓷火罐　北方农村多使用陶土做成的口圆肚大，涂上黑釉或黄釉，经窑烧制而成的陶瓷火罐。它有大、中、小和特小几种，里外光滑，吸拔力大，经济实用。

2. 竹筒火罐　南方常用，取坚实成熟的竹筒，一头开口，一头留节作底，罐口直径根据原竹粗细分为不同口径，长度在8～10厘米，用前可用温水浸泡几分钟，便于竹罐质地紧密不漏空气。

3. 玻璃火罐　是用耐热硬质玻璃烧制的。形似笆斗，肚大口小，罐口边缘略突向外，分各种号型，清晰透明，便于观察，罐口光滑，吸拔力好。现在，玻璃火罐已被人们广泛地使用。

4. 真空罐（拔罐器）　现在最流行的拔罐是用塑料制成，使用时不需要点火加热，利用抽气枪将罐内空气抽走形成负压，以达到治疗目的。其作用不如玻璃火罐好，但操作方便，已广受群众喜爱。

5. 拔罐远红外电疗仪三合一 仪器采用芯片技术,全数字智能化彩屏显示,能实时显示脉冲波、温度等,集拔罐、远红外治疗、脉冲电疗为一体,是一种治疗效果较好的新型治疗仪器。

以上5种拔罐器具,以玻璃火罐和真空罐治疗效果好,操作相对简便,为越来越多的人所喜爱,尤其真空罐因操作较玻璃火罐安全,人们更愿意选择。

(二)拔罐疗法简介

1. 火罐拔罐法 将要用的罐准备好,一般为玻璃罐,用止血钳夹住棉球(沾有95%的酒精),点燃后,利用火罐里的空气燃烧,然后迅速将罐置于穴位处,检查是否已固定好,留罐时间可为5～10分钟。

2. 刺络拔罐 就是在拔罐之前,用针将穴位周围刺络出血,然后在刺络部位拔罐。拔罐时间根据出血量来判断,拔出少量恶血为度(恶血即为瘀血的一种,是指溢于经脉外,积存于体内,尚未消散的败坏之血)。此种方法如不注意消毒则易感染,需专人进行操作。

3. 真空罐 选取适当大小的罐具,在患者体位舒适的前提下,将选好的罐具顶部活塞上提一下,以保证通气,将真空枪口轻轻套住罐具顶部活塞后,垂直快速提拉杆数次,至拔罐部位皮肤隆起,以患者可耐受为度。罐具吸附于体表之后,将负压枪口左右轻轻旋动向后退下,轻按一下罐具活塞,以防漏气。治疗结束时提一下罐顶活塞即可。每次治疗时间10分钟。在单人不能直接拔罐的部位(如脊椎、腰部)可使用连接器。

（三）不同类型头痛的选穴及拔罐方法

1. 前额头痛　前额皮肤较薄，用火罐易于烫伤，用真空罐不易操作，所以一般不适于用拔罐疗法治疗。

2. 后头痛

（1）主要用穴：按照循经论治，对这种头痛循膀胱经拔罐。主要用穴有夹脊穴、肺俞、肝俞、肾俞等。督脉乃诸阳之会，可加大椎穴治疗。临床实践中，在大椎穴进行刺络拔罐往往会有不错的效果。

（2）拔罐方法：取夹脊穴用 2 号罐拔，沿膀胱经可用 3 号或 4 号罐拔，需针对患者使用；也可采用刺络拔罐法。

3. 偏头痛

（1）主要用穴：可沿三焦经拔罐，以肩颈部为主，常用穴有肩髎、天井等穴。

（2）拔罐方法：以肩部为主，除了用 2 号罐拔肩髎、天井穴，还可循三焦经拔罐。

4. 头顶痛　一般不采用拔罐治疗。

5. 全头痛　根据上述头痛的治疗方案，拔罐治疗主要还是以膀胱经为主，以缓解头痛。

（四）拔罐疗法注意事项

1. 拔罐治疗的周围环境温度应当保持在 25～26℃，夏天过热需要降温或在通风凉快处进行，冬天要注意保暖，以免患者受凉。

2. 留罐时间一般为 5～10 分钟，时间过长可导致水疱形成。

3. 拔罐后 5 小时内不要使拔罐处受凉。

4. 凝血功能不好的患者最好不要刺络拔罐。

5. 患者在初次治疗时应选用小罐,刺激较轻。

6. 罐子拔上后不要移动体位,在使用多个罐的拔罐疗法时,罐与罐之间应保留一定距离,不宜排列过近。

7. 起罐后,局部潮红瘙痒不可搔抓,经几小时或数日后可自行消散。

8. 患者精神紧张、饥饿、体位不当,或拔罐吸力过大时,可出现面色苍白、恶心欲吐、多汗心慌、四肢发冷等现象,应及时平卧,保暖,轻者休息片刻,饮温开水或糖水后可恢复,严重者亦无大碍,可做进一步处理或对症治疗。

9. 拔罐过后如出现水疱,尽量不要使其破皮,可自行消退痊愈;如已破皮,可用少量烧伤膏涂于表面,防止感染,促进皮肤再生。

10. 刺络拔罐的患者需注意消毒和保持清洁以防伤口感染。

六、头痛的按摩疗法

按摩是最古老的中医传统疗法之一,具有适用性广、安全、疗效显著等优点,被大众普遍接受。

(一)按摩的作用

现代医学临床研究表明,按摩对机体生理、病理过程的调节作用不是单一的,而是对全身各个系统都有不同影响。按摩可以通过手法作用于人体的经络、穴位和某些特定部位,能平衡阴阳,调理脏腑;疏通经络,调和气血;扶正祛邪,增强免疫功能;强筋壮骨,通利关节;活血化瘀,消肿止痛等,从而达到防病治病的目的。

1. 对神经系统的作用　按摩的不同手法刺激对神经系统会产生不同影响,具有镇静、助眠、缓解紧张和疲劳、放松肌肉、缓解痉挛、麻醉止痛等作用;也可以使精神振奋、肌肉紧张、呼吸和心跳加快、腺体分泌增加等。

2. 对循环系统的作用　按摩具有扩张血管、促进血液循环、改善氧供的作用,可降血压,改善缺血、缺氧导致的头痛、头晕、胸闷、心慌等症状。

3. 对消化系统的作用　按摩可对胃肠道进行双向调节,能增强胃肠蠕动,促进胃肠消化液分泌,促进对食物的消化、吸收和排泄;也可以延缓胃肠道蠕动,减慢食物的排泄;可改善便秘、腹泻、呃逆、呕吐、厌食,以及胃、肠、胆道痉挛引起的胃痛、腹痛等症状。

4. 对泌尿系统的作用　根据不同的按摩手法可以双向调节膀胱功能,可治疗遗尿、尿失禁,也可以治疗尿潴留等。

5. 对免疫系统的作用　通过不同的按摩手法能提高机体免疫功能,增强抵抗力,预防疾病的发生,促进疾病的恢复。

6. 对内分泌系统的作用　按摩具有的调节作用可降低血糖和控制血糖水平,对糖尿病患者多饮、多食、多尿、体重减轻等症状有明显改善;可缓解甲亢患者心慌、心悸等症状;能提高血钙水平,促进骨骼的发育和生长;还可影响雌激素水平,改善更年期的焦虑、失眠等症状。

7. 对运动系统的作用　按摩促进血液循环,可改善神经功能和局部软组织与关节的营养状态,促进损伤的修复,有效地解除骨骼肌的痉挛,并可消除局部的炎症反应,有镇痛的作用;能纠正软组织与关节错位,分离与松解粘连。按摩对颈椎病、腰椎间盘突出症、肩周炎和四肢软组织损伤等疾病有很好的疗效,也能有效地帮助运动障碍者恢复运动功能。

8. 对人体表皮的作用　按摩首先与皮肤接触,皮下毛细血管受刺激后扩张、充血、温度增高,腺体分泌增加,所以能使皮肤润泽而有弹性,具有美容作用,还有减少皮下脂肪堆积的功效,可作为减肥途径之一。

9. 对头痛的治疗效果　按摩治疗头痛,首先必须根据临床检查结果,结合头痛的类型、频率、程度和伴随的症状等相关情况,判断引起头痛的病因,排除脑血管疾病急性期、颅内占位性病变、脑挫裂伤、外伤性颅内血肿等器质性疾病;然后再辨证施以手法治疗,一般头痛症状均能缓解,尤以偏头痛、肌收缩性头痛、感冒头痛、高血压头痛、缺血性头痛等疗效显著。

(二)按摩治疗的禁忌证

按摩疗法虽然安全、无不良反应,但亦有一定的禁忌证,如使用不当则会引起不良后果。一般认为,有以下情况者不适合选择按摩治疗:①各种感染性、化脓性疾病和骨结核、严重骨质疏松者。②各种开放性软组织损伤、骨关节或软组织肿瘤者。③有局部皮肤损伤、皮肤病、严重出血倾向者。④胃、十二指肠等急性穿孔者。⑤有严重的心、脑、肝、肾、肺等脏器病症者。⑥孕妇的腹部、腰部、骶部及肩井、三阴交和合谷穴处。⑦过度饥饿、疲劳及酒后者。⑧有精神疾病等不能合作者。⑨急性脊柱损伤伴有脊髓症状者。⑩原因不明,未予明确诊断,并伴有疼痛、发热、眩晕等症状者。

(三)按摩治疗的手法

1. 按摩治疗对手法的要求 手法是指按摩操作过程中主要以手着力,手或身体其他部位按各种特定技巧及规范化动作作用于患者体表,通过产生功力来治病防病的操作方法。熟练的按摩手法具备持久、有力、均匀、柔和这四项要求,才能使按摩具有渗透力,能透过体表深入内脏,对深部组织及脏腑产生相应的作用。

(1)持久:即手法能按要求持续运用一定时间,维持动作和力量的连贯性,动作不变形。

(2)有力:即手法所具备的力量,能根据治疗对象、施治部位和手法性质决定能达到的用力要求,而不是蛮力、暴力。

(3)均匀:指手法操作的节律、速率和压力的平稳性,不能忽快忽慢、时轻时重。

(4)柔和:指手法动作协调,稳健灵活,柔软而有力量,不是软弱无力,而是柔中有刚。

2. 各种按摩手法

(1)一指禅推法:用拇指指端、罗纹面或偏锋着力于一定部位或经络穴位上,沉肩垂肘,以腕关节悬屈,运用腕间的摆动带动拇指关节的屈伸活动,以使之产生的功力轻重交替、持续不断地作用于治疗部位(图6)。注意着力点不要有摩擦移动或滑动。频率一般为每分钟120～160次。

一指禅推法缠绵,讲究内功、内劲,渗透作用较强。具有舒筋活络、行气活血、调和营卫、健脾胃作用。

一指禅以指端操作,则接触面小,刺激相对较强;以罗

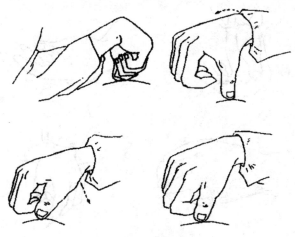

图6　一指禅推法

纹面操作,刺激相对较平和,多用于躯干和四肢部位;偏锋一指禅推法多用于颜面部。

(2)滚法:手成休息自然位,用小指掌骨侧背部贴于治疗部位上,以肘关节为支点,前臂主动做旋转动作,带动腕关节进行最大限度的屈伸及前臂旋转的协同动作,使手背偏尺侧部分在治疗部位上进行连续不断的滚动(图7)。手法频率为每分钟120～160次。注意着力点应紧贴治疗部位上,不宜移动或跳动,腕关节的屈与伸应保持相等均匀的压力,以避免手背与体表撞击。

由于腕关节屈伸幅度较大,故接触面较大,且压力也较大,刺激平和舒适。具有舒筋活血、滑利关节、缓解肌肉痉挛、增加肌肉活动功能、促进血液循环、消除疲劳等作用。多用于项、背、腰、臀和四肢部位。对风湿痹痛、麻木不仁、肢体瘫痪、运动功能障碍等常用。

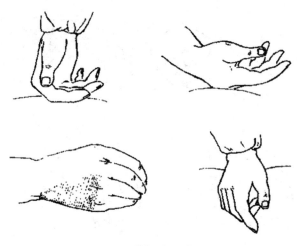

图7 擦法

（3）揉法：以指、大鱼际、掌等肢体部位着力于治疗部位，带动该部位皮下组织做环旋运动（图8）。注意动作要轻柔缓和。揉动频率常为每分钟 120～160 次，也可根据具体情况有所增减。

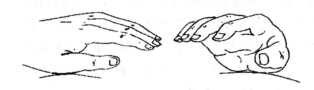

图8 揉法

本法的刺激量小，常与强刺激的手法一起组合成复合手法，如按揉、点揉等。具有宽胸理气、健脾和胃、活血散瘀、消肿止痛的作用。适用于全身各部位。

（4）推法：以手指、掌或拳等部位紧贴于体表治疗部位，做单方向的直线移动。推法又分为拇指推法，食、中指推法，掌推法，肘推法和分推法等（图9）。推进的速度宜缓慢均匀，压力平稳适中。可使用滑石粉等介质以保

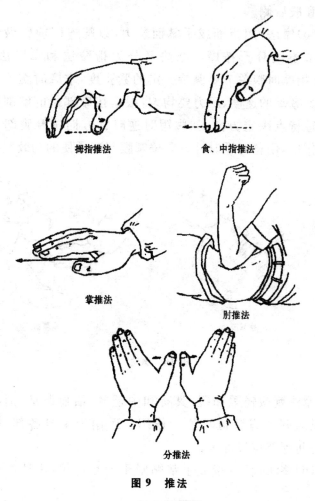

拇指推法　　　　　食、中指推法

掌推法

肘推法

分推法

图9　推法

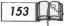

护肌肤。

推法的作用较强,具有通经活络、舒筋止痛、荡涤积滞的作用。能增加肌肉兴奋性,促进血液循环。可用于全身各部。但拳推和肘推法因施力较猛,一般只用于背部脊柱两侧和股后侧。

(5)摩法:用指面或手掌面着力,以腕连同前臂做缓和而有节奏的环形按摩。摩法又分为指摩法和掌摩法(图10)。指摩时腕关节要保持一定的紧张度,掌摩时腕关节要放松。摩动的速度、压力要均匀,根据按摩部位的解剖位置和病理特点决定方向,如腹泻时逆时针方向按摩腹部有止泻的作用,便秘时顺时针方向按摩腹部有通便的功效。

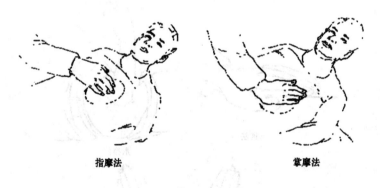

指摩法　　　　　　　　　掌摩法

图 10　摩法

摩法刺激轻柔和缓,具有和中理气、活血散结、消积导滞、双向调节胃肠道功能的作用。适用于全身各部,以胸腹、胁肋等部位最常用。

(6)擦法:将手指或手掌贴附于治疗部位,用适度的压力连续不断地做快速的直线往返运动,通过摩擦产生温热透皮入内,与体内之热相呼应,使人产生由内向外的温热感觉,即所谓的"温热或透热"。擦法可分为掌擦法、小鱼际擦法和大鱼际擦法等(图 11)。擦法不可擦破皮肤,为保护肌肤可用红花油等介质,达到透热则立即结束手法操作。操作时注意呼吸自然,不要屏吸操作,频率为每分钟 100～120 次。

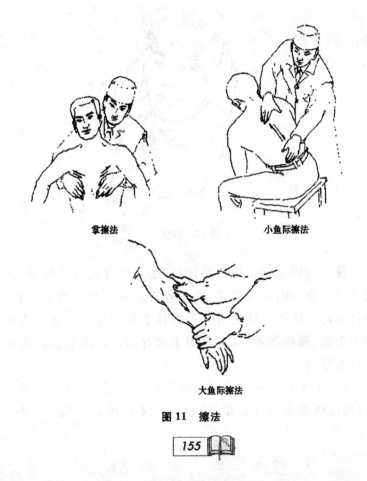

掌擦法　　　　　　　　小鱼际擦法

大鱼际擦法

图 11　擦法

擦法具有温经通络、行气活血、消肿止痛、健脾和胃的作用,适用部位广泛。指擦法常用于颈项部;掌擦法多用于胸胁及腹部;小鱼际擦法多用于肩背腰臀和下肢部;大鱼际擦法在胸腹、腰背和四肢部均可应用。

(7)抹法:用拇指罗纹面或掌面在按摩部位做上下、左右直线或弧形曲线的往返移动,动作要和缓灵活(图 12)。

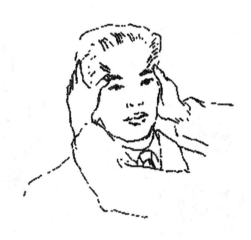

图 12　抹法

抹法与推法的动作相似,但推法是单方向直线移动,抹法可以任意方向往返移动,力量较推法重。具有醒脑开窍、明目安神的作用。抹法可分为指抹法和掌抹法。指抹法多用于头面、颈项部,掌抹法多用于腰背部。临床上镇静安神的疗效显著。

(8)按法:用手指、手掌或肘部着力于治疗部位,逐渐用力,按压体表皮肤并停留 30 秒左右才由重到轻缓缓放松。

按法可分为指按法、叠掌按法等(图 13)。注意着力部位不可移动,用力方向与体表垂直,用力需由轻到重,不可用暴力猛然按压。

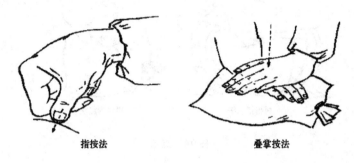

指按法　　　　　　　叠掌按法

图 13　按法

按法刺激力较强,常与揉法结合组成复合手法。具有放松肌肉、开通闭塞、活血止痛、理筋整复的作用。可适用于全身各部位。掌按法适用于面积较大又较为平坦的部位,常用于腹部和腰背部;肘按法刺激力最强,适用于腰骶部和下肢后侧;叠掌按法多用于脊背部。

(9)点法:手握成空拳状,以拇指指端或指骨间关节突起部着力于治疗部位,逐渐加压向下按压,稳而持续。点法可分为屈拇指点法、屈食指点法等(图 14)。强度根据个人的耐受性而定,维持一定的时间后再由重而轻起至起始位置,不可久点,并要注意观察受术者的反应。

点法与按法相似,但点法接触面小,刺激强度更大,常与揉法等相结合,组成复合手法。具有开通闭塞、活血化瘀、调整脏腑的功能。常用于腧穴和肌肉较薄的骨缝处。

(10)拿法:用单手或双手的拇指和其他手指指面对称

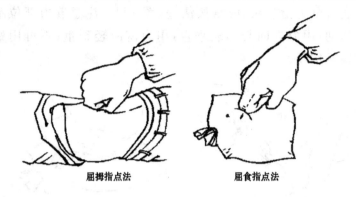

屈拇指点法 屈食指点法

图 14 点法

用力,相对挤压治疗部位的皮肤或肢体,进行轻重交替、连续不断有节律性的提起揉捏(图 15)。用力的大小根据辨证施治的原则,因人、因病而定,并注意观察受术者的反应。

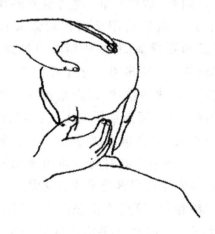

图 15 拿法

　　拿法的刺激较强,具有祛风散寒、开窍止痛、舒筋通络的作用。拿法多与揉法结合使用,组成拿揉的复合疗法。常用于颈项、肩部、四肢等部位。

　　(11)捻法:用拇指、食指罗纹面相对挤压治疗部位,对称性用力就像捻线一样快速捻动搓揉、上下来回(图16)。

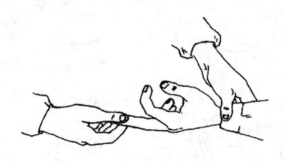

图 16　捻法

　　捻法轻柔和缓、操作灵活,具有滑利关节、理筋通络、促进末梢血液循环的作用,常用于指、趾部的小关节和耳部等浅表肌肤。

　　(12)击法:用拳背、掌跟、掌侧小鱼际、指尖等,有节律、有弹性地击打治疗穴位或体表部位。击法可分为拳击法、掌根击法、侧击法、指尖击法等(图17)。注意腕关节放松,击打如雨点般落下;力量适中,根据受术者耐受阈的不同而调节力量大小,操作时要有节律,以轻松、有振动、舒适感为度,过轻则无效,过重则加重疼痛。

　　击法多在按摩结束时应用,具有舒筋通络、行气活血、振奋脏腑的作用。掌根击法主要用于腰骶部、下肢,侧击法主要用于颈肩部、四肢部,这两种方法可通过振动来缓解肌肉痉挛、消除肌肉疲劳;指尖击法主要用于头部,可以开窍醒脑,改善头皮血液循环;拳击法主要用于背部、腰骶部、下肢,主要起放松作用。

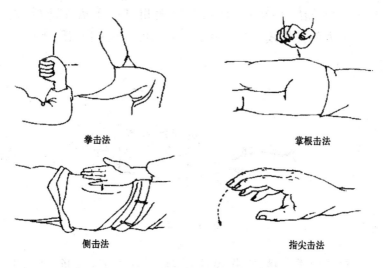

拳击法　　　　　　　　　　　掌根击法

侧击法　　　　　　　　　　　指尖击法

图 17　击法

(13)捏法:这个手法就像是在揉捏和滚转面团一样,将拇指外展,其余四指并拢,全掌或各指紧贴皮肤上做环形旋转的揉捏动作,边揉边捏边做螺旋形推进(图18)。手指不要弯曲,也不要用指尖着力,对称性均匀柔和地操作,以对掌挤压为主。

捏法较柔和,具有疏通经络、行气活血的作用。主要用于颈、肩、四肢部和腰胁部。

(14)梳法:五指自然展开、微屈,以指面或掌面、拳背指间关节形成的骨突为接触面,在体表施术部位上做往返的

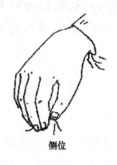
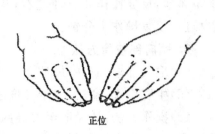

侧位   正位

图18 捏法

滑动梳理,如梳发状;用于头部时,手指略屈曲如爪状;操作时注意要用力均匀,深沉而不涩滞。

梳法操作简易,易于施行,刺激量小而柔和,具有疏肝理气、解郁通滞的作用,促进气机、血液循环。多用于胸部、胁肋部、背部、头部等部位。

(四)治疗头痛的按摩基本方法

1. 头面部按摩方法

(1)取穴部位:印堂、头维、太阳、鱼腰、攒竹、阳白、百会、四神聪。

(2)主要手法:一指禅推法、分推、按揉、指尖击、拿法、梳法等手法。

(3)操作方法:让受术者采取坐位或俯卧位。用一指禅推印堂沿发际至头维、太阳穴,往返5～6遍;再用拇指分推印堂经鱼腰、太阳至耳前,反复分推3～5遍;然后以指按揉印堂、攒竹、鱼腰、阳白、太阳、百会、四神聪,每穴1分钟;从前额部向后颈部以指尖反复叩击1～2分钟;从前额发际处拿至风池,反复操作3分钟左右;从前额发际至后颈发际施以梳法,反复操作1分钟。

2. 颈肩部按摩方法

(1)取穴部位:肩井、风池。

(2)主要手法:拿法、一指禅推法。

(3)操作方法:从风池至大椎两侧施以拿法,反复操作3分钟左右;一指禅推颈部两侧膀胱经、督脉,往返治疗3分钟左右;拿风池、肩井各1分钟。

3. 辨证加减

(1)风寒头痛:用揉法在项背部按摩约2分钟;以指按揉肺俞、风门,每穴约1分钟;直擦背部两侧膀胱经,以透热为度。

(2)风热头痛:以指按揉大椎、肺俞、风门,每穴1分钟;拿曲池、合谷,每穴1分钟;拍击背部两侧膀胱经,以皮肤微红为度。

(3)风湿头痛:以指按揉大椎、合谷,每穴1分钟;提捏印堂及项部皮肤,以皮肤透红为度;拍击背部两侧膀胱经,以皮肤微红为度。

(4)肝阳头痛:以指按揉肝俞、阳陵泉、太冲、行间,每穴1分钟;从上而下推桥弓30次,两侧交替进行;扫散头两侧胆经循行部位20次,两侧交替进行。

(5)血虚头痛:以指按揉中脘、气海、关元、足三里、三阴交、膈俞,每穴1分钟;掌摩腹部3分钟左右;直擦背部督脉,以透热为度。

(6)痰浊头痛:用一指禅推中脘、天枢,每穴1分钟;掌摩腹部 3 分钟左右；以指按揉脾俞、胃俞、大肠俞、足三里、丰隆，每穴 1 分钟。

（7）肾虚头痛：以指按揉肾俞、命门、腰阳关、气海、关元、太溪，每穴 1 分钟；直擦背部督脉，横擦腰骶部，均以透热为度。

（8）瘀血头痛：用两手分抹前额，时间为 1～2 分钟；以指按揉攒竹、太阳、合谷、血海、太冲，每穴 1 分钟；擦前额部，以透热为度。

（五）保健按摩

保健按摩主要是针对健康人或处于亚健康状态的人群，采用不同方法、穴位的按摩，其目的是要达到消除疲劳、强身健体、预防疾病和延年益寿的功效。操作时可重点按摩肌肉酸痛较重的部位，每次按摩时间为 50 分钟左右。按摩力量以每个人能接受的耐受度为宜。

1. 常用头痛保健按摩操作

（1）开天门：用双手拇指从印堂穴经额前正中线用推法推至正中发际神庭穴，反复 4～5 次。

（2）分阴阳：用双手拇指从前额正中印堂穴用推法推至两侧太阳穴，反复 4～5 次。分推时可按"额前三线"，即从印堂穴→鱼腰穴→太阳穴为第一条线，称眉弓线；从神庭穴→头维穴→太阳穴沿额前发际为第二条线，又称发际线；第一、第二条线的中间线为第三条线，推至两侧太阳穴，反复4～5 次。

（3）抹眼眶：用双手拇指从额前正中沿上眼眶下缘和下眼眶上缘，自内向外分抹至两侧的太阳穴，在抹眼眶的过程中可用指腹轻压眼球,反复4～5次。

(4)推"一条线""两座山""额前三线"及眼眶周围"∞"形:用一指禅偏锋推法推"一条线"(从印堂穴沿前额正中线经神庭穴至百会穴),"两座山"(在前额部从一侧太阳穴经头维穴至印堂穴,再从印堂穴经另一侧头维穴至太阳穴),"额前三线"(同上)及两眼眶周围"∞"形,反复4～5遍。

(5)推五经:用一指禅推法推头部督脉及两侧太阳经、少阳经,其实际主要是推头部,反复4～5遍。

(6)扫散五经:半握拳,五指指尖在头部扫散,以头皮发热为度。

(7)拿五经:五指指腹分别对应督脉及两侧太阳经、少阳经,自前额发际处边拿边向头顶部滑移,反复4～5遍。

(8)按摩耳部:拇指、食指从耳垂至耳尖来回行捻法,以发热发红为度。

(9)点按头部穴位:用拇指或中指点按印堂、睛明、鱼腰、丝竹空、太阳、四白、阳白、头维、神庭、百会和四神聪等,中指勾点风池、风府穴。每穴持续点按20秒左右。

(10)重复操作:开天门、分阴阳和抹眼眶,最后击百会穴(施术者左手掌心对着受术者百会穴,右手半握拳击左手掌背),按摩结束。

2. 自我按摩疗法

(1)搓手浴面擦鼻根:将双手相互搓热,然后分别放在同侧面部,双目微闭,用双手轻揉面部2遍,再用食指摩擦鼻根部2遍,反复操作5～10次。以面部微红为度。

(2)揉太阳穴:双手放在同侧面部,用食指指腹揉太阳穴5～10圈。

（3）五指梳头擦耳背：双手呈爪状，放在同侧眉弓上方，用适当的力度从前额梳至头后部，返回时手指伸直，顺势用掌心擦耳背使耳朵听到"嗡嗡"震动音，连续8～10次。以头皮及双耳微微发热为佳。

（4）鸣天鼓：用两掌心按耳，将食指叠加于中指之上，置于头后最突出的部位，然后食指忽然向下滑落，弹敲风池穴，使耳朵听到"咚咚"震动音。反复操作5～7次。

（5）按揉风池穴：将两手拇指指腹分别按在同侧风池穴上，其余手指附在头部两侧，适当用力按揉1分钟。

（6）横擦颈部：用一手手心紧贴颈部，来回上下横擦颈部。以颈部微微发热为度。

（7）擦涌泉：手掌心对准涌泉穴，以掌根用力行掌擦法擦对侧涌泉穴1～2分钟。

七、头痛的敷贴疗法

（一）热敷疗法

1. 热敷疗法简介　热敷疗法是防治疾病的传统方法，就是用热的物体如热水袋或热毛巾等放在疼痛处来消除或减轻疼痛，其在中医学中具有悠久历史。热敷能使局部的毛细血管扩张，血液循环加速，提高机体抵抗力和修复能力，起到消炎、消肿、祛寒湿、减轻疼痛、消除疲劳的作用。这种方法简便易行，收效迅速，从古沿用至今，已成为人们生活中自我防病治病的常用疗法之一。

现在的热敷疗法作为一种物理治疗方式已逐渐发展，

热源可采用热毛巾、热水袋及具有加热作用的治疗仪器等，也可用热中药来外敷，在原本的热敷上增加了中药的外用作用，即中药热敷。

目前热敷疗法主要分为干热敷和湿热敷两种，湿热敷对皮肤的热作用和深层组织穿透力较干热敷强，但操作较干热敷复杂。

(1)干热敷法：常用热水袋或能耐高温的瓶子。首先检查热水袋有无漏气，然后将热水（最好不超过 50℃）装至袋容量的 2/3，排出气体，旋紧袋口，擦干袋外面的水，装入布套内或用两层毛巾包在外面，将其直接放在治疗部位进行热敷。

一般情况下，每次热敷 20～30 分钟，每日 3 次左右。使用热敷时应经常观察局部皮肤颜色，防止烫伤，如发现皮肤潮红，应立即停止，并在局部涂上凡士林保护皮肤。

(2)湿热敷法：敷布可用纱布或毛巾做成，把 2～3 条敷布分别折叠成 7～8 厘米大小的方块以便轮换使用。先把敷布浸在热水内，用筷子或钳子取出一块拧干、抖开，用自己的手腕掌侧测试温度，以不烫手为度，敷于治疗部位，敷布上面再盖以棉垫，以免热气散失，每 5～10 分钟换 1 次敷布。更换敷布时注意观察皮肤颜色。每次 15～20 分钟，每日 3～4 次。

(3)中药热敷：可以干热敷，也可以湿热敷。可直接将中药放入水内煎煮，也可以将药物包入口袋内再放入水中煎煮，煮好后，可先用热蒸汽熏蒸患处，待温度下降至适中时，用毛巾蘸取中药液敷于患处，或直接将装药的口袋敷于患处，每次治疗时间为 20～30 分钟，每日 1～2 次。

2. 热敷对头痛的治疗功效 热敷疗法治疗头痛,主要是通过温通产生热效应的作用,"通则不痛",在临床上热敷对缓解头痛的疗效显著。中药热敷治疗则集温热效应、经络效应、中药局部直接渗透效应于一身,为进行内病外治的方法。它避免了口服药物对消化道的刺激,减轻了肝脏负担;没有消化酶的分解作用,从而可提高药物的利用度。另外,热敷疗法操作方法简便易行,因此应用非常广泛。

3. 热敷疗法的适应证 热敷疗法对各种慢性、虚寒性、寒性头痛,以及风寒头痛、风湿头痛、气虚头痛、血虚头痛、肾阳虚头痛、痰浊头痛、瘀血头痛等均适用。

按照前面所述的热敷方法,可对头部的疼痛处如头后枕部进行局部热敷;对于气虚头痛,还可以选择在胃脘部或脐周进行热敷;对于肾阳虚头痛,也可选择在两侧腰背部进行热敷。从西医角度讲,热敷疗法的适应证主要是颈椎病性头痛、神经性头痛、神经衰弱性头痛、肌紧张性头痛、围绝经期头痛及胃肠型感冒等引起的头痛等。

(1)颈椎病引起的头痛:一般表现为头痛和伴有与体位相关的头晕,颈项部酸胀、疼痛或有负重感,上肢发麻,甚至活动受限,为椎间盘退行性改变引起的颈部肌肉、血管及神经功能等受损而导致的头痛。在颈项部或主要疼痛部位进行热敷,可有效改善局部血液循环和减轻疼痛,甚至彻底消除疼痛,疗效显著。

(2)神经痛引起的头痛:主要是一侧头面部三叉神经分布区出现的剧烈的跳窜样、电击样的疼痛。有些人在洗脸、刷牙或进食时,突然感觉一侧颜面部的剧烈性闪痛,持续约几秒钟,难以忍受。在头面部疼痛部位进行热敷可有效缓解头痛的程度和发作频率。

（3）头后枕部枕大神经分布区出现的针刺样头痛：有些人的头后枕部枕大神经分布区出现针刺样头痛，吞咽、说话、转颈时，诱发一侧或双侧颈部疼痛，持续数日或数周后才缓解，疼痛还可由咽部向后放射。这种头痛可在颈部或头后部进行热敷以改善症状。

（4）带状疱疹引起的头痛：带状疱疹引起的一侧头部的后遗神经痛，待带状疱疹皮疹痊愈后可在疼痛部位进行局部热敷，能够有效缓解头痛症状。

（5）神经衰弱性头痛：这种头痛多见于脑力劳动者，他们往往废寝忘食、夜以继日地工作，缺乏锻炼，营养不足，大脑过度疲劳。过度疲劳时会产生一种头重、头沉的感觉，是因血液循环不良而引起的，常有头昏脑涨、失眠、记忆力下降表现，并且有未老先衰之感。可对头后部进行热敷或用热水洗头、洗澡，都可明显缓解症状。同时要注意休息，加强营养和锻炼。

（6）肌紧张性头痛：肌紧张性头痛主要是由于头皮及颈部肌肉持久性收缩而引起的，这种头痛是良性的，并与心理或社会应激有关。在头部或颈部热敷可明显改善局部的肌紧张状态，消除头痛症状。

（7）围绝经期头痛：女性更年期亦称围绝经期，由此引起头痛时，可在头部、颈部和肩部进行热敷，利用温热刺激降低痛觉神经兴奋性，促进血液循环，加速致痛物质排泄，缓解情绪，使身体放松。

（8）胃肠型感冒引起的头痛：当出现头痛伴有便秘或腹泻，同时有头热、脚冷的感觉时，往往是由于胃肠功能低下引起的,这时应热敷足踝以下部位,如同时对脐部周围进行热敷,效果更佳。

(9)颅外伤引起的头痛:单纯颅外伤引起的局部头痛,可在48小时后进行热敷,具有明显的疗效。

4. 热敷治疗头痛的注意事项

(1)热敷应注意避开以下禁忌证:风热、肝阳等实热性质的头痛不应进行热敷;开放性伤口、面部三角区感染不可热敷;颅内病变、各种脏器出血不应进行热敷;有皮肤湿疹、局部皮炎处,不能进行热敷;如有细菌性结膜炎、深静脉血栓形成、糖尿病、高血压、心脏病等疾病,应当慎用热敷。

(2)闭合性外伤早期要掌握热敷时机:闭合性外伤(即无伤口的外伤)早期不宜采用热敷疗法,因为在此时热敷会使局部血管显著扩张,加重局部肿胀和疼痛,此时应冷敷以控制出血,在损伤48小时以后再根据病情实施热敷疗法,以扩张血管,促进血瘀吸收。

(3)随时注意控制好热敷的温度并预防烫伤:热敷的温度过高会造成皮肤灼伤,在接触治疗部位皮肤之前要先用自己的手腕掌侧试试温度,必须以感到不烫时方能敷于患部;在热敷过程中尽量不将热源直接敷于皮肤表面,可用一条毛巾或薄垫隔开皮肤与热源,以避免过热或烫伤皮肤。

(4)进行热敷的时间不能过短:在许多情况下,应用热敷时间过短则无法缓解头痛症状。一般要持续20~30分钟,方能取得较好的疗效。

(二)药物敷贴

药物敷贴是以中医基本理论为指导,应用中草药制剂,施于皮肤、孔窍、俞穴及病变局部等部位,使药物通过皮肤达到治疗病变的作用。药物敷贴不仅对外科疾病有显著疗效,而且对内科疾病也有相应的调节作用。

1. 药物敷贴的剂型

(1)散剂:散剂是穴位敷贴中最基本的剂型。根据辨证选药配方,将药物碾成极细的粉末,过80～100目细筛,药末可直接敷在穴位上或用水等溶剂调和成团贴敷,外盖纱布、胶布固定,或将药末撒布在普通黑膏药中间敷贴穴位。这种散剂一般来源于医院,还有部分是来自民间流传的药方。

散剂制作简便,剂量可以随意变换,药物可以对症加减,且稳定性较高,储存方便;药物接触面较大,刺激性较强,易于发挥作用,疗效迅速。

(2)糊剂:糊剂是将散剂加入赋形剂,如酒、醋、姜汁、鸡蛋清等调成糊状敷涂在穴位上,外盖纱布、胶布固定。糊剂可使药物缓慢释放,延长药效,缓和药物的毒性;再加上赋形剂本身所具有的作用,可提高疗效。

糊剂多由自己在家中调制,在散剂的基础上制成。

(3)膏剂:有硬膏和软膏两种,其制法不同。

硬膏是将药物放入植物油内浸泡1～2日后,加热,过滤,药油再加热煎熬至滴水成珠,加入广丹收膏,摊贴穴位。硬膏易于保存且作用持久,用法简便。例如,治疗颈肩腰腿痛的狗皮膏药就属硬膏。

软膏是将药物粉碎为末过筛后,加入醋或酒,入锅加热,熬成膏状,用时摊贴穴位,定时换药。亦可将适量药末加入葱汁、姜汁、蜜、凡士林等调成软膏,摊贴穴位。软膏渗透性较强,药物作用迅速,有黏着性和扩展性。

软膏和硬膏多可以在药店买到,属非处方药。

(4)丸剂:丸剂是将药物研成细末,以蜜、水或米糊、酒、醋等调和制成的球形固体剂型。丸剂贴敷通常选择小丸药。丸者缓也,可使药物缓慢发挥作用,药力持久。丸剂便于储存使用,大多在医院和药店可买到。

(5)饼剂:饼剂是将药物粉碎过筛后,加入适量的面粉拌成糊,压成饼状,放笼上蒸 30 分钟,待稍凉后摊贴穴位。有些药物具有黏腻性,可直接捣融成饼,大小、重量应根据疾病轻重和贴敷部位而定。

(6)锭剂:将敷贴药物粉碎过筛后,加水及面糊适量,制成锭剂,晾干。用时以水或醋磨糊,涂布穴位。本剂型多用于慢性病,可减少配制麻烦,便于随时应用。

2. 药物敷贴注意事项

(1)药物敷贴所用不同药物的治疗时间也不同:如三伏贴,只能在夏季的三伏天贴敷,而且每次治疗时间是 2 小时,若时间太长就会起疱,不利于下次治疗。狗皮膏药用于治疗颈肩腰腿痛,可以长时间贴用(1～2 天),不会对体表皮肤造成损害。总之,要遵从医嘱定时换药,以利疾病的恢复。

(2)不要让敷药部位沾水:药物敷贴所使用的药多数是中药粉剂配制成药膏状,若是沾水,容易稀释药物,降低药效。

(3)及时处理敷贴治疗中出现的问题:软膏涂于局部容易蹭掉,要注意病变部位是否有药物覆盖。

如果在敷贴后出现局部瘙痒,起红色小疹子,要注意可能是过敏反应,发现后应立即停药,观察皮疹在短时间内(一般 1～2 天)是否消除,若没有消除或局部更加瘙痒难忍,应及时到医院就诊。

若药物不慎进入眼睛,应立即用流动清洁水冲洗眼睛,以免伤害眼睛。

(4)防止误食敷用药造成伤害:敷用药只能外用不可口服,无论粉剂还是其他剂型药物都要远离小朋友,以免误食,造成不必要的伤害。